ÉTUDE

SUR LA

FOLIE PUERPÉRALE

PAR

Georges ROCHER

Docteur en médecine de la Faculté de Paris,
Ancien interne des Asiles de la Seine.

PARIS
A. PARENT, IMPRIMEUR DE LA FACULTÉ DE MÉDECINE
31, RUE MONSIEUR-LE-PRINCE, 31.

1877

ÉTUDE

SUR LA

FOLIE PUERPÉRALE

ÉTUDE

SUR LA

FOLIE PUERPÉRALE

PAR

Georges ROCHER

Docteur en médecine de la Faculté de Paris,
Ancien interne des Asiles de la Seine.

PARIS

A. PARENT, IMPRIMEUR DE LA FACULTÉ DE MÉDECINE

31, RUE MONSIEUR-LE-PRINCE, 31.

1877

ÉTUDE

SUR LA

FOLIE PUERPÉRALE

PRÉLIMINAIRES.

RÔLE DE L'ÉMOTIVITÉ.

« Une émotion est au fond du plus grand nombre des « causes. (Guislain, *Leçons orales*, t. II, p. 132).

Etre essentiellement impressionnable, la femme subit l'influence des plus diverses émotions, au nombre desquelles il convient de mettre en première ligne celles qui accompagnent le grand acte de la procréation.

Nous croyons rester dans les limites de ce travail présenté à la bienveillance de nos juges, en essayant d'examiner la responsabilité morale dans ses rapports avec l'organisme : il nous sera permis d'établir une comparaison entre l'état puerpéral et la prédisposition individuelle, et d'apprécier sommairement les irradiations sympathiques.

L'émotivité féminine est, pour le philosophe, une source de considérations du plus haut intérêt ; en physiologie le point de vue diffère sans que l'intérêt s'en trouve amoindri. Après Cabanis (1), démontrant l'action réciproque du moral sur le physique, Pinel (2) exprime cet avis que les femmes, par leur extrême sensibilité, sont fort exposées à des commotions nerveuses, et Moreau (de la Sarthe) développe des idées analogues. Esquirol (3) écrit sa dissertation sur les passions, puis appréciant le rôle d'une éducation trop mondaine dans l'accroissement du sens émotif, il fait ressortir la supériorité numérique des Françaises sur les Anglaises, parmi les victimes de la folie.

Au reste, s'il est vrai que la femme ne soit réellement femme que dans les classes élevées de la société, il est vrai aussi que le nervosisme avec ses funestes conséquences l'atteint plus spécialement. La richesse a de ces priviléges. On a dit que la goutte était la maladie des gens qui vivent bien; nous pouvons dire que la fameuse névralgie protéiforme de Cerise (4) est la maladie des femmes du monde.

L'illustre professeur de Gand (5) a écrit, sur la sensibilité morale des pages, qu'à l'exemple de Morel (6), nous voudrions pouvoir reproduire ici ; il la qualifie d'affective, et appelle son facteur le sens affectif; c'est le sens qui crée les

(1) Cabanis. Rapports du physique et du moral de l'homme, 8e édit., Paris, 1844.

(2) Pinel. Traité médico-philosophique, 2e édit., 1809, p. 50.

(3) Esquirol. Des maladies mentales, 1838, t. I, p. 18.

(4) Cerise. Déterminer l'influence de l'éducation physique et morale sur la production de la surexcitation du système nerveux. Paris, 1841.

(5) Guislain. Leçons orales sur les phrénopathies, t. II, p. 132.

(6) Morel. Traité des maladies mentales, 1860, p. 310.

émotions, le *gemüth* des Allemands, le *ton psychique* de Griesinger (1), *l'animus* des Latins, le θυμὸς des Grecs. Source mystérieuse des forces de l'âme, d'après Ennemoser, il joue dans la vie de la femme un rôle considérable. Heinroth, dans ses tableaux nosologiques, lui donne une place spéciale ; pour lui le sens émotif est le *punctum saliens* de l'âme, son noyau vital. Quant au *moral insanity* de Prichard, ce n'est le plus souvent qu'une phrénopathie affective. Enfin, sous le nom d'*émotivité*, l'auteur (2) des *Mélanges médico-psychologiques* lui consacre un long chapitre, et Roussel en fait mention dans *son système physique et moral de la femme.*

Avant tout, il nous paraît utile de rechercher l'origine de cette sensibilité morale et de résumer la doctrine actuelle qui la fait dériver de la sensibilité générale.

Nous croyons avec Cerise, à une relation préétablie entre le monde moral et le monde viscéral. Il définit l'émotion : « une résultante générale des excitations partielles de l'appareil ganglionnaire viscéral; » elle représente l'élément exclusivement organique du sentiment ; supprimez-la, vous aurez, d'un côté, l'obscure, l'interstitielle nutrition, et de l'autre, la froide, l'impassible connaissance.

Griesinger (3) et Lotze pensent aussi qu'il existe un rapport indéniable entre les irritations organiques et les modifications vagues de l'intelligence, appelées sentiments et sensations, et placent dans ces perversions toute la pathogénie des maladies mentales: sans l'émotion, pas de vie morale.

Que si nous envisageons l'action profonde exercée sur le moral de la femme par la menstruation, la grossesse,

(1) Griesinger. Traité des maladies mentales, traduit de l'allemand par le Dr Doumic, 1865, 2e édit., p. 60.
(2) Cerise. Mélanges médico-psych., 1872, ch. IV, p. 152.
(3) Griesinger. Op. cit., p. 37 et 46.

l'état puerpéral, nous devrons, avec le Dr Christian (1) en chercher la source dans les modifications apportées à la sensibilité générale par ces états physiologiques. Nul n'ignore, en effet, combien est grande chez les femmes, et surtout dans les villes et les classes aisées, la réaction des organes générateurs, et combien y prédispose leur sentimentalisme, leur impressionnabilité nerveuse (2).

Bichat inclinait à croire que le siége des passions pouvait bien être dans les viscères; Guislain (3) s'est élevé, avec raison, contre cette localisation complète des vésanies dans le système ganglionnaire, et Muller (4) ne voit dans l'intervention viscérale qu'un moyen de transmettre au cerveau les impressions reçues : telle est aussi notre opinion.

Etant donné le rôle prépondérant de la sensibilité morale dans la vie de la femme, il n'est pas sans intérêt, on le voit, de rechercher comment, dans un cas déterminé, sa raison pourra supporter tous les chocs affectifs auxquels l'expose son sexe même; comment se fera la réaction psychique, et à quel degré le *moi* sera impressionné? (5)

L'état nerveux de Sandras (6), le tempérament nerveux admis par Chomel (7), Morel (8) et tous les médecins, en un mot, cette facile impressionnabilité de la femme sert de fond commun à ces névroses qui s'appellent hystérie, chorée, vésanies. Que la moindre cause intercurrente, soit

(1) J. Christian. Etude sur la mélancolie, 1876, p. 23.

(2) J. Voisin. Des causes morales et physiques des maladies mentales. Paris, 1826.

(3). Guislain. Op. cit. p. 190.

(4) Muller. Manuel de la physiologie, trad. Jourd an, 1845, t. I, p. 711.

(5) Griesinger. Op. cit., p. 37.

(6). Sandras. Traité pratique des maladies nerveuses, t. I, p. 22.

(7) Chomel. Pathologie générale, p. 60,

(8) Morel. Op. cit., p. 122.

de l'ordre physique, soit de l'ordre moral, qu'une vive émotion vienne s'ajouter à la prédisposition hypernévrique, et, par une transformation presque soudaine, l'aliénation sera constituée.

Pour physiologique que doive être la parturition, elle n'en crée pas moins à l'économie entière une situation transitoire et toute spéciale, dont le premier effet sera l'émotivité.

« La grossesse, dit Laurent (1), détermine de nombreux phénomènes du côté du système nerveux, surtout une mobilité et une impressionnabilité excessives. »

Il est vrai qu'on ne doit pas omettre une conséquence logique de cette aptitude à s'émouvoir, à savoir la fugacité même de l'émotion, et partant, du désordre intellectuel qu'elle aura engendré; celui-ci sera donc passager, inaperçu peut-être, en tous cas la guérison se fera moins attendre, comme aussi la récidive devra peu surprendre dans des circonstances analogues. N'est-ce pas l'histoire de bien des accouchements?

« Plus impressionnable que l'homme, la femme est plus disposée à contracter des affections nerveuses de toute nature ; chez elle, l'impression est rapide et dure peu. Chez l'homme, au contraire, elle se produit lentement, elle vient, en quelque sorte, goutte à goutte ; mais elle pénètre et laisse de son passage des traces profondes » (2).

Ainsi s'explique l'influence des mille émotions qui marquent tous les instants de la vie de la femme et changent le cours de ses idées ; ainsi s'explique surtout l'empire qu'exerceront sur son esprit les grandes émotions de la maternité.

(1) Laurent. Etude médico-légale sur la simulation de la folie, 1866 p. 359.

(2) Péon. De la mélancolique avec délire, 1874, p. 52.

Les aliénistes ne sont-ils pas unanimes à signaler l'importance étiologique des influences morales directes sur les femmes déjà prédisposées, et en particulier de celles qui sont inséparables d'une première grossesse!

En même temps qu'on met en évidence l'émotivité spéciale de la femme, et par suite son aptitude plus grande à être atteinte par l'élément douloureux, pourquoi donc, à l'exemple de Morel (1), ne pas rechercher aussi, dans le bien-être excessif et les précautions exagérées qui en résultent, la raison de ces états névropathiques qui se révèlent par l'intolérance pour la douleur, par l'irritabilité nerveuse et par cette sorte de sentimentalisme factice qui est à la sensibilité vraie ce que le masque est à la réalité? Et ce fait, disons-le en passant, ne plaide-t-il pas à lui seul en faveur du chloroforme, comme le veut Simpson, malgré les insuccès de Webster (2).

Supprimer la douleur de l'enfantement, n'est-ce pas, en effet, éviter à la patiente une des plus puissantes causes de l'ébranlement du système nerveux (3)?

Esquirol, Parchappe (4) et bien d'autres médecins ont pu penser que le sexe féminin constituait à lui seul une prédisposition à la folie; il nous suffit de rester dans les généralités, sans assombrir le tableau par l'énumération des névroses qui ressortissent à l'état morbide. Au surplus, ces dernières ne sont vraiment que les manifestations d'une faculté diathésique inhérente, à des degrés divers, à tous les individus : l'émotivité.

Au sexe viendront s'ajouter d'autres facteurs, et il sera

(1) Morel. Op. cit., p. 307.

(2) Webster. Journal of psychology, 1850, Revue médicale, 1853, t. I, p. 569.

(3) Marcé. Tratique des maladies mentales, 1862, page 147.

(4). Parchappe et de Boutteville. Notice statistique sur les aliénés de la Seine-Inférieure, 1845.

nécessaire de compter avec les nombreux modificateurs qui agissent sur les fonctions phréniques.

A l'appui de la conviction où nous sommes que la prédisposition hypernévrique, bien plutôt que les changements survenus dans l'organisme, est la source où il faut remonter pour découvrir la raison des troubles psychiques, nous ne saurions mieux faire que de rappeler dans quelle proportion les femmes en couches sont atteintes de la folie puerpérale.

Le professeur Bébier, à Beaujon, sur 1000, n'en a compté qu'une seule; Gream, 2 sur 2000; Reid, 9 sur 3500 à l'hôpital de Westminster; 1 sur 950 à Saint-Giles, et 8 sur 2000 à l'hôpital de Queen-Charlotte. Marcé, dans son *Traité des femmes enceintes*, indique la proportion de 22 sur 10,000; elle est, on le voit, assez minime. Aussi nous croyons-nous en droit de déclarer que l'état puerpéral, tout en ajoutant son appoint, est très-loin d'agir par sa seule influence.

Sans doute, beaucoup de femmes peuvent, à ce moment, présenter un délire passager, mais là se borne, presque toujours, le retentissement utérin. En reconnaissant, avec Weill (1), que la grossesse développe parfois un état psychique anormal, particulier, qui touche à l'aliénation, nous croyons exagéré de lui donner le nom d'incubation, si réservée que soit l'opinion de l'auteur : « Un degré de plus, la limite est franchie, et la folie fait explosion. » Sans doute, mais l'important est précisément d'évaluer la hauteur de ce degré que, suivant nous, il n'est pas aisé de franchir.

Il faut tenir grand compte de la puissance des émotions

(1) Mathieu Weill. Considérations générales sur la folie puerpérale. Strasbourg, 1851.

morales, quand on considère la grande impressionnabilité que crée l'état puerpéral sur un organisme affaibli; surtout s'il y a prédisposition hypernévrique et des émotions souvent renouvelées.

Reibel (1) a publié à ce sujet une intéressante observation recueillie dans le service du professeur Depaul, à l'hôpital des Cliniques. Sa malade devint mélancolique, puis maniaque, sous l'influence des plus vives secousses morales : joie excessive d'une tardive grossesse, inquiétude sur son accouchement, puis mort de l'enfant et déception cruelle.

Enfin, nous ne voulons pas passer sous silence deux études faites précisément sur la folie émotive des accouchées ; nouvelles preuves, ajoutées à mille autres, de l'extrême importance de la puerpéralité parmi les états physiologiques spéciaux susceptibles d'exercer une influence perturbatrice sur le système nerveux.

Dans la première étude, l'auteur (2) parle avec une grande justesse du trouble jeté dans l'esprit de la jeune femme et des émotions qu'elle éprouve avant, pendant et après la parturition. Le Dr Gaucher (3) ajoute au précédent travail une observation bien probante de folie émotive : il s'agit d'une jeune femme de 19 ans, primipare, nerveuse et impressionnable, que des récits exagérés effrayèrent beaucoup avant son acccouchement; celui-ci terminé, elle fut soudain prise d'un accès de manie qui dura vingt-cinq minutes, et elle aurait étouffé son enfant sans l'intervention des personnes présentes. L'auteur met en opposition,

(1) Reibel. Thèse de Paris, 1876, p. 14.

(2) Bertherand. La syncope et la folie émotive des accouchées, août 1871 et ann. médico-psych.. 1876, p. 322 (extrait).

(3) Gaucher. Sur la syncope et la folie émotive des accouchées. Ann. médico-psych., 1876. p. 243.

à ce propos, les angoisses de l'appréhension, le bonheur de la délivrance, la joie d'être mère, et nous pensons, avec lui, que ces émotions ont pu déterminer une secousse morale capable de troubler l'esprit. On pressent déjà l'importance de ce fait, en médecine légale, et nous aurons à l'examiner dans un autre chapitre.

Nous devons borner à ce qui précède nos considérations sur le sens émotif; il nous semblait rationnel de lui donner la première place dans l'étude d'une phrénopathie féminine : c'est à lui « que la femme doit et son excessive mobilité et son extrême surexcitabilité nerveuse (1); » il a son retentissement dans les profondeurs de l'organisme comme les modifications organiques ont un retentissement sur lui.

On ne saurait voir là une simple et obscure réaction sympathique des viscères sur le cerveau; il y a plus, et nous tenions à l'établir, il y a une liaison intime, une association indéniable entre l'idée et l'émotion.

Cette esquisse est bien incomplète, et nous renvoyons le lecteur spécialement aux *Mélanges médico-psychologiques* et au remarquable ouvrage du même auteur, qui a pour titre : *des Fonctions et des maladies nerveuses*. On devra aussi consulter les pages si bien écrites par Roussel, sur le *Système physique et moral de la femme*.

SYMPATHIE UTÉRINE.

Il nous reste à traiter brièvement la question de la folie sympathique, envisagée au point de vue obstétrical.

Marcé (2) n'a pas voulu arriver à la description de la fo-

(1) Cerise. Mélanges médico-psych., p. 166.

(2) Marcé. Traité de la folie des femmes enceintes, des nouvelles accouchées et des nourrices. Paris, 1858.

lie puerpérale sans discuter d'abord l'influence que l'action sympathique de l'utérus peut avoir sur leur développement; tout en reconnaissant qu'elle existe, il ne lui accorde qu'une valeur relative, et l'appelle *imparfaite*, réservant le nom de sympathie parfaite, seulement aux cas où la lésion primitive disparaissant, emporte avec elle le délire.

Parchappe (1) définit la folie sympathique « celle qui se développerait avec la souffrance d'un organe et disparaîtrait immédiatement avec la cessation de la douleur de cet organe. » C'est le sens du vieil axiome : *sublatâ causâ tollitur effectus*. Delasiauve, Buchez sont du même avis. Le Dr Loiseau (2), dans sa thèse, incline à ne considérer comme phénomènes sympathiques que ceux qui se passent entre deux organes ne concourant pas aux mêmes fonctions, et n'ayant entre eux aucun rapport essentiel. Cerise, Baillarger, Peisse, Brierre de Boismont professent la même manière de voir; Mattéi admet l'influence que peut exercer l'utérus gravide sur les centres nerveux.

A côté de ces folies appelées, avec juste raison, sympathiques, il est un ordre de faits qui, bien différents des premiers par leur développement ultérieur, s'en rapprochent beaucoup par leur point de départ.

N'observe-t-on pas des femmes qui, ayant eu à chaque accouchement un accès d'aliénation mentale, finissent à un dernier accès ou à la même cause par devenir incurables, alors même que l'utérus est rentré dans ses conditions normales : l'inverse peut avoir lieu, et il n'est pas rare de voir disparaître le trouble psychique quand persiste encore la lésion qui en a été l'origine. Il s'agit bien

(1) Parchappe, ann. medico-psych., 1857, p. 106.
(2) Loiseau, Thèse de Paris, 1856.

alors de la sympathie incomplète qu n'existe réellement qu'au point de vue étiologique et à la période initiale de la maladie.

Pour Morel (1), si le trouble mental ne disparaît pas avec la lésion concomitante, c'est qu'il doit y avoir complication d'hérédité ou d'une névrose.

Voici un exemple de folie sympathique dans la rigoureuse acception du mot : Lisfranc donne des soins à une femme devenue aliénée et chez laquelle il constate une hypertrophie du corps de la matrice et des érosions au col de cet organe. Un traitement approprié guérit en même temps la lésion locale et la phrénopathie.

Azam (2) rapporte un assez grand nombre d'observations à l'appui de son travail où il fait intervenir le carcinome, les hypertrophies de l'utérus, les ulcérations et les engorgements du col, les polypes, l'induration et les kystes des ovaires, et conclut en disant que « les maladies organiques de l'utérus et de ses annexes sont une cause de folie sympathique. »

De là à considérer la parturition comme une cause de cette même folie sympathique il n'y a pas loin. Nous associant donc aux restrictions de Marcé (3), nous estimons que la folie puerpérale occupe une place légitime dans les folies sympathiques. La preuve matérielle des faits nous est fournie par les altérations des ganglions abdominaux que A. Voisin a découvertes à l'aide du microscope, dans le ganglion semi-lunaire plus spécialement : il y a trouvé un grand nombre de noyaux embryo-plastiques, puis, à une période plus avancée, des corps fusiformes ; il a

(1) Morel. Traité des maladies mentales, p. 185.

(2) Azam. De la folie sympathique provoquée et entretenue par les lésions de l'utérus et de ses annexes. Bordeaux, 1856.

(3) Marcé. Traité, p. 131.

noté aussi une déformation des cellules nerveuses. Les autres étaient ou saines ou atrophiées ou remplies de granulations pigmentaires ou graisseuses (1).

Lobstein avait déjà observé des altérations du grand sympathique ; Dumesnil (2), dans son étude de la folie sympathique, en rapporte des exemples fort démonstratifs, mais ils sont étrangers à notre sujet et nous devons les passer sous silence; la définition de Parchappe exprime l'opinion du savant aliéniste.

Dans la folie sympathique, d'après Marcé, la cause de la maladie est toujours locale, mais réside dans un organe éloigné et agit à distance. Esquirol, Ferrus, Vogel ont relaté des faits de ce genre. Le cas cité par Boyer mérite qu'on le rappelle : durant sa grossesse une femme est atteinte de folie; dix ans après mêmes troubles psychiques; on la croit de nouveau enceinte, quand le célèbre chirurgien reconnait un polype utérin, l'enlève et guérit du même coup l'aliénation.

Guislain est d'avis que de toutes les influences viscérales réagissant sympathiquement sur le moral, il n'en est pas de plus forte, de plus importante à connaître que celle qui part des organes génésiques, et parmi les causes les plus directes du trouble intellectuel, il cite la grossesse et la parturition. Nasse, Jacobi, Flemming ont soutenu les principes de cette doctrine et les résultats cadavériques leur ont donné raison. Le docteur Péon s'exprime ainsi : « Le système utérin une fois développé exerce un tyrannique empire sur l'organisme et en particulier sur le cerveau, instrument de la pensée qui se concentre pour ainsi

(1) Reibel. Op. cit. p. 18.

(2) Dumesnil. Archives cliniques des maladies mentales et nerveuses, t. II, 1862, 98e observ.

dire sur tout ce qui a plus ou moins de rapport avec l'acte de la procréation. »

Nul doute pour nous dit le Dr Berthier, dans son travail sur les *névroses menstruelles*, que la surexcitation nerveuse, née des désordres utérins, beaucoup plus commune qu'on ne se l'imagine, ne soit la cause d'un grand nombre de perturbations sociales.

Comment s'étonner que l'état physiologique de quelques femmes pendant et après le travail de l'accouchement, état qui surexcite à un très-haut degré le système nerveux et détermine parfois les plus redoutables convulsions, comment s'étonner, disons-nous, qu'il puisse aussi produire les plus grands désordres intellectuels? Velpeau (1), insistant sur la réaction utérine après l'expulsion du fœtus, ne démontre-t-il pas qu'elle peut se transformer au loin et n'en laisse-t-il pas prévoir les conséquences?

La question de la sympathie utérine comme cause productrice de la folie est assez importante pour avoir donné matière à de vives controverses. Stahl, Cullen, Falret, Georget, Kiwisch et Scanzoni sont les auteurs qui la rejettent. Nous pouvons ajouter à la liste déjà longue de ceux qui l'ont admise : Tardieu, Belhomme, Cerise, Griesinger Legrand du Saulle, Dagonet (2).

Nous trouvons dans la séance du 23 février 1857 de la Société médico-psychologique le compte-rendu d'une discussion fort intéressante sur la folie sympathique. Loiseau et Brochin citent deux observations où le délire se lie à l'état puerpéral, il est également fait mention du cas publié par Marcé dans la *Gazette des Hôpitaux*, numéro du

(1) Velpeau. Cité par Morel. Traité des maladies mentales, p. 204.
(2) Dagonet. Mémoire sur les névropathies utéro-cérébrales.

11 novembre 1850. Belhomme affirme la fréquence de la folie puerpérale, qu'il appelle la plus caractérisée des folies sympathiques et combat vivement l'opinion adverse de Peisse et Cerise (1).

Ce serait tomber évidemment dans l'exagération que de ne pas admettre la concomitance d'affections utérines et de troubles intellectuels sans la moindre relation de cause à effet. Ces cas existent, ils sont nombreux ; chaque jour nous en sommes témoin : l'aliénation a déjà des semaines, des mois de date quand se produit la lésion des organes génitaux; de même aussi voyons-nous un très-grand nombre d'affections utérines et d'accouchements ne déterminer aucun délire. Faut-il donc pour cela rayer la sympathie utérine du cadre des folies puerpérales, nous ne le pensons pas; elle sera imparfaite, soit, mais elle sera, et nous sommes convaincu que dans bien des cas, étant admis le concours des causes adjuvantes, ces états physiologiques spéciaux qui appartiennent à la parturition devront avoir sur le système nerveux et les fonctions cérébrales un profond retentissement.

L'influence décisive de la prédisposition héréditaire motive en outre de notre part cette affirmation, que nous n'admettons guère la folie puerpérale sympathique en dehors de toute prédisposition et que la manifestation phrénopathique n'a pas de plus puissant adjuvant.

Une chose incontestable et mise en lumière par Marcé (2), c'est que la période qui suit immédiatement l'accouchement est précisément celle où le plus souvent apparaît la folie, tandis qu'il est moins ordinaire de la voir éclater

(1) Cerise. Ann. médico-phych., 1857, p. 434.

(2) Marcé. Folie des femmes enceintes, analysée par Potain. Ann. médico-psych., 1858, t. XXII, p. 620.

pendant la lactation et surtout pendant la grossesse. Enfin il est d'observation journalière que les violentes douleurs d'un accouchement laborieux exaltent au plus haut point la sensibilité d'un grand nombre de femmes : que cette exaltation dépasse les limites physiologiques à la faveur d'une aptitude diathésique et le délire lui succède. Ce délire transitoire absolument sympathique méritait d'être signalé en raison même de son importance en médecine légale.

La division de notre sujet est à peu près indiquée par ces préliminaires. Elle comprend les quatre chapitres suivants :

1° Folie puerpérale, ses diverses formes.

2° Etiologie et pathogénie ; *indications thérapeutiques.*

3° Hérédité et folie puerpérale.

4° Considérations médico-légales sur la folie transitoire des accouchées.

CHAPITRE I.

FOLIE PUERPÉRALE. — SES DIVERSES FORMES.

Doit-on, comme le veut Griesinger (1), réserver cette dénomination seulement aux troubles graves de l'état mental qui se produisent pendant l'accouchement, et à partir de ce moment pendant toute la durée de la période puerpérale; ou bien, à l'exemple de Monneret (2), Marcé (3), faut-il admettre que la gestation n'est qu'une phase de l'état physiologique qui commence au moment de l'imprégnation et a le sevrage pour dernier terme (4)? Nous ne voulons point entreprendre une discussion de mots, mais il nous semble que du moment où on veut considérer l'état puerpéral comme étant la condition *sine quâ non* du trouble psychique, il est rationnel de maintenir à l'expression son véritable sens. Il s'agit en effet de rechercher le rôle pathogénique de la puerpéralité, et de fixer cliniquement des limites certaines (5). Qu'on traite de la folie des femmes enceintes, rien de mieux, mais qu'elle ne puisse s'appeler *puerpérale*.

Nous ne rappelons ici l'expression de *manie puerpérale*

(1) Griesinger. Op. cit., p. 242.

(2) Monneret. Pathologie générale. Paris, 1857-1861.

(3) Marcé. Traité pratique des maladies mentales, p. 143.

(4) Reibel. Op. cit., p. 1.

(5) Le docteur J. Balty Tuke, dans sa classification des maladies mentales, fait de la folie sympathique une troisième classe où figurent : la folie de la grossesse; la folie puerpérale, distinction conforme à nos vues.

que pour la condamner comme beaucoup trop restrictive et parfaitement impropre dans bien des cas. Il n'est pas rare, en effet, que cette affection parcourre toutes ses phases sans le moindre accident maniaque; c'est aujourd'hui l'avis de tous les auteurs.

Nous trouvons dans le Dictionnaire de Littré et Robin, page 1280 : Puerpéral, de puerpera, femme en couches, — qui a rapport à l'accouchement et à ses suites. — Il n'est pas question de grossesse et ces expressions : fièvre puerpérale, éclampsie puerpérale, péritonite puerpérale, etc., ont toujours rappelé à l'esprit l'idée de couches et suites de couches, jamais celle de gestation. « L'état puerpéral proprement dit (1) peut être considéré comme comprenant à peu près les trente jours qui suivent l'accouchement, embrassant une suite non interrompue de phénomènes identiques. » Nous estimons qu'on peut prendre six semaines comme durée moyenne. Selon Dagonet (2), l'aliénation puerpérale proprement dite est celle qui se développe dans les quatre ou cinq semaines qui suivent l'accouchement jusqu'au rétablissement régulier de la menstruation, ou jusqu'à l'époque où la lactation est devenue un état véritablement physiologique, si la femme allaite.

Weill (3), son interne à l'asile de Stephansfeld, dans une monographie consciencieuse, a bien supprimé la période de grossesse, mais il prolonge la durée de l'état puerpéral jusqu'à la cessation de la sécrétion laiteuse, et nous ne pouvons nous ranger à son avis. Qu'on nous permette enfin de rappeler qu'Esquirol, en consacrant un

(1) Littré et Robin. Dict., p. 1281.

(2) Dagonet. Nouveau traité des maladies mentales, 1876, p. 498.

(3) Weill, Considérations générales sur la folie puerpérale. Strasbourg, 1851.

chapitre spécial au genre de folie qui nous occupe, parle exclusivement des nouvelles accouchées et des nourrices, ne pensant pas que les bizarreries de caractère si communes chez les femmes enceintes puissent être rangées parmi les vésanies, et persuadé en outre que si l'aliénation éclate parfois dans ces circonstances, il ne faut pas s'en prendre à elles seules, mais invoquer la prédisposition et le concours d'autres causes. S'il admet certaines modifications des facultés intellectuelles, il admet aussi qu'elles ne sauraient en soi entraîner la perte du libre arbitre. Telle est l'opinion de Marcé et de Jory.

En résumé, nous ne nions pas les cas de folie sympathique observés pendant la grossesse, mais il ne s'agit là que d'une suractivité utérine et non de l'état puerpéral tel que nous l'avons défini plus haut. Esquirol, Marcé, Montgomery en citent des exemples ; l'un d'eux est remarquable en ce que huit fois la manie se reproduisit pendant la grossesse pour disparaître après la délivrance (1).

A côté de ces observations authentiques, des faits aussi nombreux que probants sont là pour confirmer l'opinion de ceux qui admettent avec nous la réalité d'une folie essentiellement *puerpérale ;* autant il est rare de saisir une légitime relation de cause à effet entre l'aliénation et l'état de grossesse, dès qu'il ne s'agit plus de la folie dite sympathique, autant la parturition, la fièvre de lait, la lactation nous offrent des cas irréfutables où la pathogénie s'indique d'elle-même. Marcé, dont l'autorité est si grande en pareille matière, nous apprend d'ailleurs que parmi les cas de folie puerpérale, ceux qui se développent après l'accouchement sont de beaucoup les plus nombreux : ajoutant en effet aux statistiques d'Esquirol, Palmer, Macdonald,

(1) Marcé. Traité pratique des maladies mentales, p. 143.

Hanwell, Jory, la sienne propre, il trouve que sur 310 cas de folie puerpérale, 27 se développent pendant la grossesse, 180 à la suite de l'accouchement, et 103 pendant la lactation.

Nous ne pouvons résister à la tentation de reproduire ici l'opinion de Velpeau sur la puerpéralité : « Après l'accouchement, immédiatement après avoir été délivrée, la femme est sous l'influence de modifications non moins importantes que pendant le travail. La déplétion brusque de l'abdomen change rapidement les rapports de tous les organes. Le sang qui parcourait avec tant de difficultés le système aortique inférieur, s'y précipite à pleins canaux, avec d'autant plus de liberté que les viscères ne sont plus pour ainsi dire soutenus par rien. La grossesse et le travail excitent le système encéphalo-rachidien en y refoulant les fluides ; la délivrance trouble les fonctions de cet appareil en le privant trop brusquement de son stimulus naturel.

« D'ailleurs, ajoute avec raison l'illustre chirurgien, le travail puerpéral de la matrice n'est pas fini avec la sortie de l'œuf; une partie des liquides qui se trouvent combinés avec sa substance vont rentrer plus ou moins altérés dans le torrent circulatoire. Plus fortement irrité dans un état voisin de la maladie que pendant sa distension, cet organe ne se contracte plus avec la même innocuité; sa réaction sur les portions des membranes de placenta, sur les caillots qui peuvent être restés dans la cavité, se transforme souvent au loin. Enfin, après le bouleversement amené per la gestation et le travail, l'équilibre qui tend naturellement à se rétablir, tend aussi parfois à imprimer de nouvelles secousses à la puissance nerveuse (1).

(1) Velpeau. Cité par Morel, p. 204.

Si tel est l'état physiologique de quelques femmes pendant et après le travail de l'accouchement, nous dit le savant médecin de Saint-Yon, état qui pousse le système nerveux à une surexcitation extrême et détermine parfois de redoutables convulsions, comment nous étonner de voir se produire dans ces cas le délire de l'aliénation mentale.

On sait le rôle que nous attribuons au sens émotif, aussi nous empressons-nous de le mettre en cause à la suite de ces considérations toutes physiologiques. Se représente-t-on les émotions profondes qui se succèdent et retentissent au cerveau, ajoutant leur influence morale à l'influence physique ? Se figure-t-on les assauts subis par l'entendement, et ne voit-on pas journellement un délire au moins passager annihiler la volonté la plus tenace et la plus solide raison? Ce degré est-il franchi, la force de résistance est-elle insuffisante, l'ébranlement nerveux trop considérable, l'aliénation peut alors être constituée et nous demanderons à quoi il faudra l'attribuer, si ce n'est à la puerpéralité.

Or, nous ne pouvons, quant à nous, envisageant la chose au double point de vue psychologique et physiologique, séparer l'une de l'autre, ces deux considérations d'un même état : accroissement de l'émotivité, réaction des organes générateurs.

« Le travail de l'enfantement, sa durée, ses difficultés, les vives douleurs qui l'accompagnent, les pertes utérines plus ou moins abondantes exercent sans doute une influence puissante sur le développement de la prédisposition à l'aliénation : mais les impressions morales jouent un rôle bien autrement important dans la production de cette maladie » (1).

(1) Dagonet. Op. cit., p. 499

A côté de cela, et pour prouver enfin jusqu'à quel point la gestation nous semble peu rester dans les limites de ce cadre; à côté de ces événements subits et considérables, qu'on veuille bien examiner la marche ordinairement paisible et lente de la grossesse. Sans doute, il s'opère un changement dans l'organisme, mais ce changement n'est-il pas lent et progressif; qu'a-t-il donc qui doive frapper l'entendement? C'est une évolution presque toujours exempte de troubles sérieux : les modifications organiques se font chaque heure, chaque jour, sans secousse, sans brusquerie, et nous serions aise de savoir en quoi la grossesse pourra être sérieusement incriminée le jour où apparaîtra le trouble psychique. Nous ne lui refusons pas une place à laquelle elle peut très-légitimement prétendre parmi les causes physiques si nombreuses d'ailleurs, mais nous n'avons pas de raison pour lui donner le pas sur la puberté (1) ou la ménopause.

Pendant le travail, dit le professeur Nœgèle (2), il se passe une modification importante dans tout le système nerveux de la femme, qui se fait voir par le changement de son caractère et par les émotions qui l'agitent.

Nous croyons avoir suffisamment établi les relations cliniques qui lient ces deux mots : *Folie* et *Puerpéralité* pour nous dispenser d'y insister davantage. Reste à savoir s'il est possible de la considérer comme une forme d'aliénation ayant droit à une place spéciale dans la pathologie mentale ou si le chapitre étiologique doit seul la contenir.

(1) Brièrre de Boismont. Bibliothèque du médecin praticien. Paris 1849, t. IX, pp. 506-510.

(2) Nœgèle. Traité pratique de l'art des accouchements, 1869. Dagonet, op. cit., p. 408.

Morel (1), pensant que la folie présente des caractères distinctifs suivant les causes qui l'ont produite, avait cru devoir baser sur les données étiologiques une classification nouvelle; nous n'avons pas à apprécier ce remarquable essai si fécond en idées nouvelles et en ingénieux aperçus, mais parmi les six groupes admis par lui, voire dans celui qui renferme l'aliénation sympathique, nous n'avons pu trouver la place de la folie puerpérale et nous en exposerons le motif. Le troisième groupe qui comprend les « aliénations déterminées par la transformation de certaines névroses » ne saurait exclure sans doute d'assez nombreux cas de folie puerpérale survenant chez les femmes très-impressionnables ou même hystériques; mais combien d'autres cas n'y sauraient trouver place... D'ailleurs, le savant aliéniste appréciant lui-même les côtés défectueux de sa classification, ajoute dans une note que s'il était tenté de faire une exception, ce serait dans la sphère physiologique, en faveur de la folie suite de couches. Avec Morel, nous pensons que l'exception doit être maintenue, sans vouloir discuter d'ailleurs si la règle est partout inattaquable. Il ne nous semble pas en effet qu'au point de vue symptomatique, la manie, la mélancolie et la monomanie puerpérales diffèrent notablement de ce qu'elles sont en dehors des conditions de la puerpéralité; c'est aussi l'opinion de Marcé. Dagonet, dans sa classification des maladies mentales, range la folie qui nous occupe parmi les formes secondaires de l'aliénation où il lui assigne la première place, la mettant en compagnie de la folie alcoolique, de la folie syphilitique, etc.

On a cherché à réunir quelques caractères propres à ce genre d'aliénation, mais les tentatives faites dans ce sens

(1) Morel. Op. cit., p. 26, 270.

n'ont pu aboutir à une symptomatologie particulière.

Marcé signale une propension marquée aux impulsions nuisibles et érotiques : Morel a relevé à la Salpêtrière plusieurs faits de ce genre, et Macdonald en veut faire un signe distinctif. Les organes génitaux se trouvant en effet chargés de la responsabilité étiologique, ce serait fournir le plus sérieux appui à l'ingénieuse théorie de l'auteur du traité des *Dégénérescences*, que d'établir la constance d'idées délirantes ayant précisément trait à ces mêmes organes génitaux, et constituant ainsi un symptôme prédominant et propre à la folie suite de couches; mais la preuve est loin d'être faite.

M. le professeur Lasègue, tout en reconnaissant la fréquence relative de ces impulsions, n'est pas disposé à leur accorder un rôle aussi décisif dans la symptomatologie : plusieurs auteurs se rangent à son avis qui est en tous points conforme à nos observations personnelles. Une seule de nos malades (voir obs. I) aime à exprimer des désirs vénériens et à découvrir en notre présence ses parties sexuelles. Nous aurons à rechercher plus loin la part qu'il convient de faire aux tendances préexistantes et à celles qui sont liées à la folie puerpérale, mais jusqu'à plus ample informé, nous doutons fort que la nymphomanie soit d'ordinaire observée.

Reid fait cette remarque qu'au début les malades ont conscience de leur état ; — encore serait-il nécessaire d'indiquer dans quelles formes et à quel degré d'aliénation. Les faits dont nous avons été témoin infirment cette manière de voir. M. le professeur Lasègue a remarqué et nous avons remarqué nous-même des rémissions et des intermissions assez prolongées du délire de la folie puerpérale ; on en trouve un curieux exemple dans la thèse de Reibel, p. 27; mais il faut encore signaler ici que dans la manie simple l'intermittence est une chose commune, si commune que, d'après Esquirol, on la peut compter pour un tiers dans une grande réunion de maniaques.

Le Dr Thompson Dickson, ancien médecin en chef de l'hôpital de Saint-Luke, dans un travail sur la folie puerpérale, signale un symptôme en effet presque constant, nous voulons parler de la désaffection de l'aliénée pour ses parents, son enfant, les personnes qui la soignent et celles qui l'approchent; la maladie s'annonce souvent par ces changements de caractère et par une irascibilité extraordinaire. Nous avons été frappé de cette abolition de la sensibilité morale et affective, et nous avons eu sous les yeux l'exemple d'une jeune primipare (voir obs. IV) à ce point indifférente pour son enfant qu'elle n'en demandait pas de nouvelles et qu'elle en ignorait *même le sexe!* Ne sait-on pas d'ailleurs que l'aversion de la mère pour l'être qu'elle vient de mettre au monde va jusqu'à se traduire par des actes criminels, et cela sous l'influence du seul délire de l'aliénation; nous ne visons point ici les infanticides malheureusement si fréquents et dans lesquels la responsabilité de la coupable demeure complète.

On a fait jouer un certain rôle à l'*albuminurie;* pour nous, nous devons déclarer que la recherche de l'albumine dans l'urine nous a conduit à un résultat négatif : s'il est arrivé à plus d'un observateur d'aboutir à un résultat opposé, nous l'expliquons dans la majorité des cas par une simple coïncidence. Marcé n'avait pas négligé de faire dans ce sens les plus sérieuses investigations; il n'a pu conclure d'une manière positive et s'est borné à constater que l'albuminurie est un symptôme fort capricieux. Le Dr J.-B. Fuke, désireux de mettre toutes les ressources cliniques au service de la folie puerpérale, s'est souvenu de l'importance que peut avoir l'examen des urines : dans 73 cas, le précipité albumineux lui est apparu 3 fois seulement; quelle conclusion positive en tirer?... Gigan (d'Angoulême) a réuni des observations qui pourraient donner à penser que l'agitation plus ou moins grande et la fréquence fort inégale du pouls ne sont pas sans influence dans ces résultats variables de l'examen des urines. Nous verrons que certaines malades devenues maniaques après des convulsions éclamptiques ont présenté ce symptôme ordinairement lié à cette dernière maladie et il est très-juste de l'en rendre responsable : *cuique suum.*

Disons enfin qu'Esquirol a cru remarquer dans le *facies* des signes appartenant à la folie puerpérale et qui selon lui n'échappent point aux aliénistes ; malgré l'avis de l'illustre maître, nous ne pensons pas qu'on doive attacher une telle importance au masque habituel des femmes grosses, toutes ne l'ont pas ou du moins ne l'ont pas à un égal degré, et certainement il n'offre rien d'extraordinaire chez les femmes aliénées.

Le travail récent du Dr Furstner (1) mérite une mention spéciale en ce que l'auteur, tout en reconnaissant que les variétés ordinaires de la manie ou de la mélancolie n'offrent le plus souvent rien de caractéristique dans les psychoses puerpérales, se demande néanmoins s'il ne pourrait pas exister une forme qui leur fût particulière. Après avoir dans un court espace de temps observé trois cas à peu près semblables, le Dr Furstner pense pouvoir répondre par l'affirmative en introduisant ce qu'il appelle « *la folie hallucinatoire des accouchées* » ou « délire puerpéral » par opposition à la « manie puerpérale . »

Nous en résumons brièvement les symptômes : point ou très-peu de prodromes, début suraigu marqué par des

(1) Furstner. De la folie des femmes enceintes et de celles qui sont accouchées. Trad. et analyse par le docteur Chatelain. Ann. médico-psych.,. mars 1877, p. 334

hallucinations terrifiantes ; délire aigu progressif et réaction motrice considérable (première période). Puis l'agitation cède peu à peu, et fait insensiblement place à un état de stupeur reposant sur des sensations pathologiques ; les hallucinations continuent et peuvent pousser la malade à des actes violents; mais elles ne la dominent cependant pas au point d'empêcher toute perception du monde extérieur (seconde période). Enfin l'état s'améliore peu à peu à mesure que les hallucinations pâlissent; le calme et la lucidité reviennent insensiblement et la malade entre en convalescence (troisième période).

Nous ne saisissons pas l'utilité clinique qui résulterait de cette expression «délire puerpéral » au lieu de « manie ou lypémanie puerpérale, » la différence elle-même est plutôt spécieuse que vraie : le délire existe dans telle ou telle forme d'aliénation ; il est même un symptôme commun dans un certain nombre de maladies qui ne sont point du ressort de la pathologie mentale, et il n'offre à l'esprit qu'une idée très-incertaine de l'affection psychique. Il y a un délire symptomatique des maladies aiguës : on le trouve dans la fièvre puerpérale ataxique, dans la méningite puerpérale. Sont-elles donc pour cela du domaine de l'aliénation ?

Evidemment non. On comprend donc la distinction établie par Guislain (1) entre la manie et la méningite puerpérales : dans celle-ci les symptômes ont, en effet, une toute autre portée que dans la manie des femmes en couches. L'une est une affection qui se résout par la mort au bout de dix, quinze jours ; l'autre est une affection qui dure des mois. Dans la méningite puerpérale les douleurs abdominales ont souvent précédé le délire ; il y a une chaleur in-

(1) Guislain. Op. cit., t. II, p. 45

tense qui se fait sentir à la peau : on remarque des sueurs profuses ; les fonctions de l'estomac sont complètement abolies ; le délire passe promptement à l'état comateux ; des convulsions se déclarent quelquefois dès le sixième jour. Au contraire, dans la manie puerpérale, il n'y a ni sueurs ni fièvre, la maladie a une marche beaucoup plus uniforme, beaucoup plus longue ; elle est aussi infiniment plus bénigne, le seul symptôme commun est le délire.

Quant à la description des trois périodes admises par Furstner, elle n'est pas nouvelle, on la trouve dans nos ouvrages classiques ; nos observations sont parfaitement conformes à ces vues.

L'intention fort louable, manifestée par l'auteur, de placer dans un cadre particulier les psychoses puerpérales n'a pu aboutir, pensons-nous, qu'à un résultat négatif, et il ne nous est pas possible jusqu'ici d'attribuer un ensemble de caractères vraiment pathognomoniques au genre d'aliénation qui fait l'objet de cette étude.

On a enfin signalé comme un symptôme fréquent les erreurs dans les personnes. Mais ne l'observe-t-on pas dans la folie alcoolique, etc. Les hallucinations étant très-nombreuses, celles de la vue pourront sans doute donner lieu à de pareilles aberrations ; mais comme cette condition sensorielle est celle d'une foule de maniaques, il serait absolument contraire à l'observation clinique d'en faire bénéficier les seules aliénées suite de couches.

Restent deux considérations propres à cette maladie, nous voulons parler de la curabilité plus grande et aussi de la plus facile récidivité.

Denman (1) a remarqué que la durée du dérangement mental dépasse rarement six mois : d'après Esquirol et

(1) Denman. Practice of midwifery

Burns, les guérisons sont de 60 à 63 et jusqu'à 70 pour cent. Robert Boyd indique 80 pour cent au-dessous de 30 ans. Haslam rapporte que sur 80 femmes admises à Bethlem, 50 se rétablirent ; sur les 59 anglaises de Burrows, 35 recouvrèrent la raison.

En somme, si nous ne tenions compte que de la symptomatologie, il est certain qu'elle ne suffirait pas à justifier les manigraphes qui dans leurs nomenclatures ont assigné une place à l'aliénation des femmes en couches. Cependant il nous semble avantageux, au point de vue clinique, de lui réserver un chapitre spécial, nous rappelant qu'elle entre pour une proportion notable (un douzième environ) dans le nombre total des cas de folie.

Les statistiques d'Esquirol, de James Reid, Haslam, Macdonald, Hanwell, Marcé, Webster, Robert Boyd, donnent le chiffre de 618 folies puerpérales sur 7,758 cas d'aliénation : Esquirol élève même la proportion à un septième dans la classe riche pour les motifs qui se trouvent exposés dans nos préliminaires. Il a donc les meilleures raisons pour déclarer que « le nombre des femmes qui deviennent aliénées après l'accouchement, pendant ou après l'allaitement, est beaucoup plus considérable qu'on ne le croit communément. » L'autorité du maitre est le titre le plus incontestable à l'intérêt du sujet qui nous occupe, et la puissance de l'état puerpéral en matière d'aliénation fait de son étude approfondie une chose nécessaire.

Nous avions le désir d'entreprendre un essai historique si la longueur même du sujet ne nous eût effrayé ; les ouvrages auxquels nous renvoyons le lecteur pourront amplement satisfaire sa curiosité. Hippocrate lui-même si fécond en idées et si scrupuleux observateur, dans son livre III, des Epidémies, obs. XIV, cite le cas d'une jeune femme qui délira après son accouchement et mourut frénétique (φρενῖτις) le dix-septième jour ; ailleurs nous trouvons l'aphorisme 40e (5e section) ainsi conçu : « Chez une femme un reflux de sang vers les mamelles présage la manie» (1). — On jugera par ces travaux de l'importance accordée par tous les médecins, les aliénistes spécialement, à la folie puerpérale. L'étiologie d'où elle dérive n'est d'ailleurs pas la seule chose à considérer : la genèse, le pronostic, le traitement, mènent encore à des vues intéressantes dont la puerpéralité ne saurait se séparer. Ajoutons enfin que la médecine légale a de fréquentes incursions à faire sur ce domaine où la criminalité a pour habituelle expression l'infanticide.

Quelles sont les formes de la folie puerpérale ? Nous allons maintenant les décrire d'après ce que nous croyons

(1) HIPPOCRATE. — Trad. du docteur Daremberg, 2e édit.

HARDOUIN et MONTREIL. — Diss. ergo ex sanguine in mammis collecto mania? Paris, 1615.

BERGER. — De puerperarum mania et melancholia. Gœttingue, 1615.

VAN SWIETEN. — Comm. in aphorismos Boerhaave. Paris, 1759. Aph. 1332.

Eusèbe DE SALLES. — Traité de médecine légale, 1786.

PUZOS. — Mémoire sur les dépôts laiteux.

REIMSCHNEIDER. — Diss. de mania, præcipue de ejus causis. Gœttingue, 1802.

PINEL. — Traité de la manie. Edit. de l'an II, p. 160.

GEORGET. — Dict. de médecine, 1817, art. MANIE.

NEUMANN. — Krankh. des Vorstellungsvermogens, 1822. cap. 14.

SCHNEIDER. — Ueber mania lacta (Journal allemand d'anthrop. de Nasse, 1823).

ESQUIROL. — Des maladies mentales. Paris, 1838, t. I, chap. V.

CALMEIL. — Dict. de médecine en 30 volumes, t. XIV, art. MANIE. Paris 1839.

MARC. — De la folie considérée dans ses rapports avec les questions médico-judiciaires. Paris, 1840, t. II, pp. 264 et 510.

HELM. — Monographie des maladies puerpérales (allemand), 1840.

être la rigoureuse acception clinique. Il nous a paru exagéré de voir énumérer par certains auteurs toutes les formes connues de l'aliénation mentale, et pour ne citer que le plus récent, Reibel nous semble mériter absolument ce reproche : si l'on tient à justifier le titre de folie

KIWISCH v. ROTTERAU. — Die Krankh. der Woecherinnen, t. II, 1841.
BÉRARD. — Manie suite de couches. Ann. médico-psych., 1843, t. II, p. 290.
SINOGOWITZ. — Maladies mentales (allemand), 1843.
LEUBUSCHER. — Verhandl der Gesells. fur Geburtshuelfe. Berlin, 1846.
DENMAN. — Practice of midwifery, V, IX.
James MACDONALD. — American journal of insanity, 1847, t. IV.
TONCKENS. — De mania puerperali. Diss. Gron., 1847.
James MACDONALD. — Journal de Winslow, oct. 1848, p. 531.
WEBSTER. — Westminster medical society, 28 novembre 1848.
John BURNS. Principles of midwifery, 6e édit.
FABRE. — Bibliothèque du médecin praticien. Paris, 1849, t. IX, p. 475-478.
James REID. — On the causes, symptoms of puerperal insanity (extrait). Ann. médico-psych., 1850, p. 310.
Mathieu WEILL. — Considérations générales sur la folie puerpérale. Strasbourg, 1851.
IDELER. — Die vesania puerperalis (Charité-Annalen, t. II, 1851).
BOILEAU DE CASTELNAU. — De la folie instantanée au point de vue médico-judiciaire. Ann. d'hygiène publique et de médecine légale, 1re série, 1851, pp. 215 et suiv.
SIMPSON. — Traitement préventif de la folie puerpérale. Ann. médico-psych., 1853, p. 691 (extrait).
RECH (Montpellier). — Observations de manie puerpérale. Ann. médico-psych., 1852, p. 691 (extrait).
BAILLARGER. — Leçons orales. Influence de la première menstruation à la suite de l'accouchement.
MARCÉ. — Etudes sur les causes de la folie puerpérale. Ann. médico-psych., 1857, p. 562.
— Traité de la folie des femmes enceintes, des nouvelles accouchées et des nourrices et considérations médico-légales qui se rattachent à ce sujet. Paris, 1858.
J.-B. FUKE. — Sur la folie puerpérale, in Edimburgh medical journal, mai 1855.
MATTÉI. — Gazette des hôpitaux, 26 août 1865.
TARDIEU. — Etude médico-légale sur l'infanticide. Paris, 1868.

puerpérale, il faut au moins lui tracer des limites et ne pas sortir du cadre primitif. Nous cherchons vainement quel intérêt il pourrait y avoir, quelle exactitude scientifique même, à dépeindre les phases *secondaires* d'une affection dont toute l'importance réside dans la période initiale ?

Pour nous, deux formes bien tranchées se partagent presque exclusivement les cas de folie puerpérale, ce sont : la manie et la lypémanie. Elles s'accompagnent parfois de caractères spéciaux qui les lient encore plus étroitement à ce genre d'aliénation, bien qu'elles puissent naître de causes plus variées, et elles ont assez uniformément la même marche et la même durée.

La monomanie (1) est assez rare et n'offre aucune particularité qui tienne à l'état puerpéral ; on la rencontrerait surtout dans la période de gestation, et elle n'aurait de gravité qu'en prédisposant la nouvelle accouchée à un

Fleury (de Lougon). Mélancolie puerpérale. Gaz. des hôpitaux, 1870.
Thompson Dickson. — Etude sur la folie puerpérale, 1870. (Ann. m. p. 1874, p. 153.)
Bertherand. — La syncope et la folie émotive des accouchées au point de vue médico-légal, août 1871. (Voir Ann. médico-psych., 1875, p. 322.)
Gaucher. — Sur la syncope et la folie émotive, septembre 1871. (Ann. m. p., 1876, p. 243.)
Robert Boyd. — Observations sur la folie puerpérale. (Ann. m. p., 1873, p. 498.)
Bottentuit. — De la manie des nouvelles accouchées. Paris, 1874.
Reibel. — De la folie puerpérale. Paris, 1876.

Avons-nous besoin d'ajouter à cette liste déjà longue les traités classiques des maladies mentales de Guislain, Morel, Marcé, Griesinger, Dagonet, où une place assez considérable est accordée à la folie puerpérale.

(1) Dagonet (Op. cit., p. 282) cite l'exemple d'une femme atteinte à la suite de ses couches de monomanie religieuse qui guérit et récidiva six fois à chaque parturition nouvelle.

accès maniaque. Nous devons signaler ici la folie impulsive qui porte au vol et que l'on a décrite sous le nom de kleptomanie. Les médecins légistes ont été souvent appelés à se prononcer sur des cas de ce genre, et on trouve dans le remarquable ouvrage de Marc (1) des réflexions fort judicieuses concernant les relations qui peuvent exister entre la grossesse et la kleptomanie : il en cite une observation (124) ainsi intitulée : « Une femme prévenue de vol peut-elle donner pour excuse une envie de grossesse? »

A côté de la monomanie où s'observent les différentes variétés du délire partiel, Marcé a voulu placer la démence aiguë qui n'est autre que la mélancolie avec stupeur de Pinel et d'Esquirol; c'est assurément une forme de folie puerpérale qu'on a peu d'occasions d'observer, et nous estimons qu'elle ne doit être admise qu'à titre de rare exception.

La *folie circulaire* de Falret (2) ou *folie à double forme* de Baillarger (3) nous paraît avoir bien peu droit à la place qu'on lui donne : il y a, ce nous semble, une confusion de mots qui égare l'esprit. Cette manie alternante n'est pas commune et son pronostic est ordinairement grave. Entend-on parler de la manie rémittente ou à intermissions, le nom de folie circulaire ne lui convient pas. Quant aux alternatives d'excitation et de dépression, si elles se produisent, elles ne peuvent strictement passer pour les périodes vraies d'une folie à double forme, étant très-mo-

(1) Marc. De la folie considérée dans ses rapports avec les questions médico-judiciaires, 1840, t. II, pp. 260 et suiv. Voir aussi Briand et Chaudé. Manuel complet de médecine légale, 2e édit., p. 137.

(2) Falret. Bulletin de l'Académie de médecine, séance du 14 février 1854.

(3) Baillarger. Gazette hebdomadaire du 3 février 1854

mentanées, accidentelles, souvent provoquées, manquant en un mot de cette continuité et de cette régularité qu'on observe dans la succession de la manie et de la lypémanie

Enfin, et nous aurions pu commencer par cette remarque, la folie circulaire est une forme chronique de la folie puerpérale, sans qu'il soit pour cela légitime d'imputer au puerperium cette responsabilité.

Reste la démence simple qui présente peu d'intérêt : elle entre pour une proportion minime parmi les cas de folie suite de couches, d'où parfois elle dérive à la période de chronicité, et dont nous ne connaissons personnellement aucun exemple ; aussi nous bornons-nous à la mentionner. Esquirol l'a trouvée huit fois sur 92 femmes atteintes de folie puerpérale ; Burrows n'en connaît pas d'exemple dans sa pratique.

Nous allons parler de la manie et de la lypémanie, la première plus fréquente que la seconde, surtout immédiatement après la parturition ; pendant la lactation, ces deux formes ont à peu près le même degré de fréquence.

MANIE.

Nous ne pouvons dire de la manie que ce qui est du domaine commun : ce qui a trait à la folie puerpérale tirerait son principal intérêt de l'observation des premiers symptômes, et ce n'est malheureusement pas dans un asile que la chose est possible. Quand on y envoie les malades, elles sont déjà éloignées du moment où a éclaté le trouble mental : la manie transitoire est dans le même cas, et l'ignorance où il faut rester à ce sujet est d'autant plus regrettable qu'il se commet souvent des actes criminels du ressort de la médecine légale, et qu'il faut, sur des indices, sur des renseignements la plupart du temps inexacts, baser son appréciation et reconstituer de toutes pièces une affection momentanée qu'on n'a pu voir dans sa période d'état.

D'après Pinel (1), la manie est marquée au moral comme au physique par une vive excitation nerveuse, par la lésion d'une ou de plusieurs facultés de l'entendement, avec des émotions gaies ou tristes, extravagantes ou furieuses.

« La manie, dit Esquirol (2), est une affection cérébrale chronique, ordinairement sans fièvre, caractérisée par la perturbation et l'exaltation de la sensibilité, de l'intelligence et de la volonté. »

Pour Baillarger (3), « la manie est caractérisée par une surexcitation générale et permanente des facultés intellectuelles et morales. » Marcé (4) la définit « un délire général qui s'accompagne d'excitation, de conceptions délirantes et d'hallucinations; » Dagonet (5) « une affection caractérisée par la surexcitation désordonnée des facultés d'où résultent l'incohérence des idées, l'impossibilité de fixer l'attention, un impérieux besoin de mouvement et des impulsions violentes. » Pour Bucknill (6) et d'autres auteurs anglais, la manie repose essentiellement sur l'exaltation passionnelle; elle est avant tout un trouble affectif, un désordre de la sensibilité morale; en effet, on constate bien plutôt le désordre des penchants et des impulsions que celui des fonctions purement intellectuelles. Griesinger (7) donne à sa définition une tournure spiri-

(1) Pinel. Traité de la manie, édit. de l'an IX, p. 160.

(2) Esquirol. Op. cit., t. II, p. 2.

(3) Baillarger. Leçons cliniques sur la manie congestive. Gazette des hôpitaux. Paris, 1858.

(4) Marcé. Traité des maladies mentales, p. 277.

(5) Dagonet. Op. cit., p. 177.

(6) Bucknill. Manual of psych. med. manie.

(7) Griesinger. Op. cit., p. 322.

tualiste qu'on va apprécier : « La lésion fondamentale de la manie consiste dans une perturbation de la force motrice de l'âme, de l'effort par suite duquel cette dernière est libre, n'est plus retenue par rien et est même considérablement exagérée, et pour cette raison même le malade sent le besoin de manifester au dehors cette surexcitation de ses forces. »

Parmi toutes ces définitions, il importe de remarquer que le signe distinctif de cette vésanie consiste dans une perturbation simultanée des facultés psychiques, dans un délire général ; mais il faut aussi reconnaître que la surexcitation et le trouble peuvent prédominer, tantôt dans un ordre de facultés affectives et morales, tantôt dans les fonctions de volition, vue conforme à la clinique et signalée par Pinel (1).

C'est dans les manies secondaires ou symptomatiques que se place naturellement la manie puerpérale, et elle présente à la fois des lésions intellectuelles et affectives : nous ne jugeons pas nécessaire d'en renouveler la description après tous les auteurs, Pinel, Esquirol, Calmeil, etc., qui l'ont si magistralement faite. Ses caractères ne diffèrent pas de ceux qu'on observe d'habitude. Qu'on nous laisse seulement reproduire ici le saisissant portrait de la femme maniaque, dû à la plume de l'illustre médecin de Charenton (2). « Sa timidité s'est changée en audace, sa douceur en férocité ; elle ne profère que des injures, des obscénités et des blasphèmes ; elle ne respecte plus ni les lois de la décence ni celles de l'humanité ; sa nudité brave tous les regards, et dans son aveugle délire, elle menace son père, frappe son époux, égorge ses enfants, si la gué-

(1) Pinel. A. Linas. Art. MANIE du Dict. des sciences médicales 2e partie, t. IV, p. 514.

(2) Esquirol. Op. cit., t. II, p. 1.

rison ou la mort ne mettent un terme à tant d'excès. »
Nous ne reviendrons pas davantage sur ce que nous avons eu déjà occasion de dire des idées érotiques, des discours obscènes, des gestes indécents, des impulsions irrésistibles, la folie puerpérale ne pouvant les revendiquer comme symptômes propres.

Une seule chose offre un intérêt tout particulier au point de vue du puerperium, c'est la manie transitoire. Les redoutables violences que commettent alors les malades à l'égard de leur enfant ont leur origine dans la perversion des sentiments maternels, et il est trop commun d'enregistrer des cas d'infanticide seulement attribuables au délire de l'aliénation. C'est souvent pendant le travail même de l'enfantement que peut éclater ce délire, et on a vu des femmes sous l'empire des vives douleurs de la parturition, la raison égarée, en proie à toute la surexcitation d'une manie suraiguë et soudaine, tourner contre elles-mêmes la fureur qui les animait, et, saisissant un couteau, s'ouvrir le ventre pour en extraire le fœtus (1).

La plupart du temps, l'incohérence est complète, les malades n'ont aucune conscience de leur état ; les fausses sensations, les illusions, les hallucinations sont continuelles; les idées se heurtent, se croisent, se reproduisent avec une rapidité extrême ; toutes les facultés de l'entendement, selon l'expression d'Esquirol, sont exaltées, bouleversées. Il est assez commun de voir la manie transitoire qui survient pendant l'accouchement disparaître avant la fin du travail, et on n'observe que rarement sa transformation en manie persistante.

Marcé a voulu établir, non sans raisons, quelques connexions pathologiques entre la manie puerpérale succé-

(1) Dict. des sciences médicales, art. MANIE, p. 541.

dant à la parturition et le délire nerveux traumatique ; en effet, la sortie de l'œuf laisse dans l'utérus une vaste surface saignante, point de départ de ces tranchées qu'on observe habituellement après la délivrance ; les lochies elles-mêmes, d'abord séro-sanguinolentes, puis blanches et puriformes, résultent d'une véritable irritation suppurative et sont l'indice d'un traumatisme d'une notable étendue.

Il ne paraît donc pas étrange que les femmes nerveuses, épuisées déjà par les émotions d'un événement aussi grave que l'enfantement, surexcitées par la douleur, éprouvent un trouble passager des facultés intellectuelles à la suite du décollement placentaire : néanmoins, tout en admettant des points de similitude, nous ne pensons pas que la comparaison puisse être complète, et les manifestations délirantes ne rappellent qu'imparfaitement un véritable accès d'aliénation mentale.

Denman (1) et Gooch (2) font observer que la manie puerpérale est souvent accompagnée de fièvre et que le pouls bat extrêmement vite, quoiqu'on ait défini la folie un délire apyrétique ; néanmoins, s'il y a rémission des accès, on voit les symptômes fébriles s'amender pendant les intervalles pour reparaître avec la recrudescence du délire. On est obligé, cela se conçoit, pour juger la valeur de l'opinion des auteurs anglais, de tenir un compte rigoureux de l'époque où la manie fait invasion, par rapport à l'accouchement : il est certain que l'état fébrile est la règle si la femme est sous la récente influence du puerperium, la circulation participant à l'ébranlement nerveux qui en est résulté. La fièvre de lait, un des plus importants phénomènes qui appartiennent aux suites de couches peut

(1) Denman. Practice of midwifery, v. XI.
(2) Gooch. Medical transac., v. XI.

encore s'ajouter à l'excitation maniaque, mais enfin elle ne dure elle-même que vingt-quatre à trente-six heures, et l'apyrexie doit normalement lui succéder. En somme, trois ou quatre jours après un accouchement normal, l'équilibre des grandes fonctions tend à se rétablir, et la manie qui apparaît alors peut fort bien ne provoquer aucune accélération du pouls, comme elle peut déterminer un mouvement fébrile.

Dans ce cas encore, rien de bien spécial à la manie puerpérale, les formes aiguës et fébriles étant généralement admises par les manigraphes, contrairement à la définition d'Esquirol. Nous reconnaissons volontiers cependant que s'il est des cas où elle se puisse plus fréquemment remarquer, c'est assurément dans ceux qui sont liés à la puerpéralité : pour ces deux raisons que ce genre d'aliénation, dont le désordre et la surexcitation sont l'essence, frappe des femmes, c'est-à-dire des êtres plus nerveux, plus impressionnables, et que ces femmes se trouvent dans une situation semi-pathologique par le fait même de leur récente parturition, situation qui accroît notablement la réceptivité morbide. «La peau est chaude, souple, humide, le teint pâle, la langue blanche, les mamelles sont flétries, l'abdomen n'est ni tendu ni douloureux ; quelquefois il y a une douleur très-vive à la tête, à l'utérus ; le pouls est petit, faible, concentré, en même temps il y a délire exclusif ou monomanie, plus souvent manie, rarement démence » (1).

Avant de parler des terminaisons de la manie, nous pouvons, avec Weill, faire observer que l'éréthisme développé dans le système nerveux par l'état puerpéral contribue le plus souvent à donner à ce genre d'aliénation

(1) Bibliothèque du médecin praticien, p. IX, p. 474.

un caractère d'excitation auquel il doit d'être plus fréquent que toute autre forme de la folie ; on en trouve la preuve dans les statistiques nombreuses faites à ce sujet par les auteurs spéciaux. Quant à la genèse proprement dite, nous essaierons de l'exposer dans le cours de ce travail, d'après nos vues personnelles et sous l'inspiration des remarquables études de Setschenow sur les centres nerveux, et d'Erlenmeyer sur la nature anatomo-pathologique de la mélancolie et de la manie.

Malgré les dangers du délire aigu qui parfois la complique, la manie guérit dans les deux tiers des cas. La mort n'enlève fort heureusement qu'une minime partie des maniaques, et encore n'est-ce pas d'ordinaire l'aliénation mentale seule qu'il convient alors d'incriminer : (pourtant, selon la remarque d'Esquirol, il arrive que quelques maniaques meurent par l'épuisement nerveux résultant de l'excès de leur agitation et de l'exaltation du délire ; c'est l'*exaustion* des aliénistes anglais). Nous refuserons donc de nous ranger à l'avis de Burrows qui regarde comme fréquente la terminaison fatale dans cette maladie ; cela dépend sans doute du nombre exceptionnellement élevé des cas de *phrénitis* ou de méningo-encéphalite notés par cet observateur. Le pronostic de la manie puerpérale est ordinairement favorable, et c'est dans les premières semaines qu'on remarque le plus grand nombre de guérisons ; au delà de cinq à six mois il faut craindre une très-longue durée, sinon un acheminement vers la forme chronique et incurable ; la manie intermittente est à ce point de vue d'un fâcheux augure.

Brierre de Boismont a eu le bonheur de voir dans sa pratique les nouvelles accouchées maniaques guérir en l'espace de huit jours environ ; de son côté, Guislain parle de quinze jours comme d'une période assez habituelle :

telle n'est pas l'opinion de nos maîtres, et sans être pessimiste il faut tenir pour rares ces heureux résultats ; ils rentreraient à notre sens plutôt dans l'exception.

Obs. I. — Une de nos malades, la femme A..., 26 ans, ménagère, entrée à l'asile de Vaucluse le 24 décembre 1876, offre ceci de particulier que depuis sept mois l'excitation maniaque des premiers jours ne s'est pas un instant calmée ; le besoin de repos, les divers traitements institués, la fatigue qui devait nécessairement résulter de son incessante activité, rien n'a pu triompher de sa mobilité tapageuse ; au mois de juillet comme en décembre, elle va, vient, gambade, chante, vocifère ; la laryngite seule déterminée par l'exercice invraisemblable imposé à son larynx l'a rendue enfin moins bruyante, sans pour cela tarir sa loquacité. Elle parle d'une voix rauque et couverte, mais enfin elle parle : elle a d'ailleurs une prédilection marquée pour les propos obscènes et souvent elle les souligne du geste... La nuit ne vient pas mettre un terme à cette agitation, et son sommeil est fort interrompu. Le certificat du docteur Bouchereau demandant son admission portait la mention suivante : « Aliénation mentale caractérisée par un délire général avec excitation, incohérence, actes désordonnés ; on fixe avec peine son attention ; cris, rires, pleurs. Allaite son enfant. » Les symptômes sus-indiqués s'observent encore sans modification appréciable et cet état si parfaitement stationnaire, sans autoriser un pronostic fâcheux et définitif, inspire au moins des craintes sérieuses à l'égard de la curabilité.

Tout ce que nous avons pu savoir des commémoratifs se borne à ceci : cette femme aurait eu une deuxième grossesse douloureuse, la première s'étant normalement passée, et serait accouchée le 12 août d'un enfant du sexe masculin qu'elle a nourri jusqu'au commencement de décembre, époque d'invasion du trouble psychique. C'est donc pendant la lactation et pour une cause occasionnelle que nous ignorons que la maladie a débuté. —

A côté de cette observation que nous relatons comme étant personnelle, nous pourrions en placer bien d'autres qui ne manqueraient pas d'atténuer l'optimisme exagéré des auteurs concernant le pronostic de la manie puerpérale; qu'il nous suffise de dire que le puerperium ne saurait l'aggraver et que là encore la règle générale trouve son application.

Le chiffre des guérisons assez élevé pendant les premiers mois, baisse ensuite d'une manière notable et au delà d'un an les chances de curabilité deviennent de plus en plus rares. La prédisposition héréditaire peut à bon droit donner des doutes sur l'heureuse issue de la maladie, et l'hystérie en est surtout une complication redoutable.

La manie n'aboutit à la démence qu'en passant par l'état chronique, la surexcitation permanente des fonctions psychiques amenant leur affaiblissement graduel. (Linas.) Cette terminaison s'observe peu.

La transformation de la manie en monomanie est plus commune, et ainsi que Marcé l'enseigne, c'est au moment où l'on croit marcher vers la convalescence, alors que les idées reprennent de l'ordre et de la suite, que, dans cette intelligence où l'équilibre tend à se rétablir, surgissent soit une idée délirante isolée, soit des hallucinations qui font entrer la maladie dans la sphère des délires partiels et systématisés. Sans qu'il nous soit possible de nous prononcer catégoriquement, nous avons des raisons de croire que notre malade E... (1) est dans ce cas, malgré les appa-

(1) Manie puerpérale datant de quinze mois.

rences de guérison auxquelles un examen superficiel pourrait presque donner le nom de réalité.

Rappelons enfin pour mémoire que la transformation de la manie en mélancolie peut apparaître avec le caractère d'une régulière succession de deux périodes dont l'association constitue la folie circulaire ou à double forme. Parmi nos aliénées puerpérales, nous n'en avons pas vu d'exemple, mais nous savons qu'il en existe.

LYPÉMANIE.

La lypémanie, mélancolie vraie des anciens, *tristimanie* de Rusch, *lupérophrénie* de Guislain, est pour Willis un délire sans fièvre, ni fureur, accompagné de tristesse et de crainte. Boerhaave y voit un délire triste avec fixité de l'esprit sur quelques idées. Pinel la définit : « un état de tristesse et de crainte avec délire partiel concentré sur un seul objet ou sur un certain nombre d'objets. » Esquirol, auquel elle doit son nom, l'appelle « une maladie cérébrale caractérisée par le délire partiel, chronique, sans fièvre, entretenue par une passion triste, débilitante ou oppressive. »

Adoptant les vues de son ancien maître, Calmeil (1), dans un remarquable article du Dictionnaire des sciences médicales, décrit sous le titre de lypémanie tout ce qui concerne la folie mélancolique. — C'est d'ailleurs, nous dit Morel, le mot universellement accepté aujourd'hui pour exprimer cet état de douloureuse concentration des forces de l'âme que l'on observe au début de toutes les folies. Marcé n'adopte pas l'expression créée par Esquirol et acceptée par la plupart des médecins français : faisant revivre la mélancolie avec délire de Pinel, il admet que

(1) Calmeil. Dict. des sciences médicales, 2e série, t. III, 2e partie, p. 542.

l'idée fausse envahit l'intelligence tout entière et occasionne une dépression portée parfois jusqu'à la stupeur.

Le Dr Péon (1) dans sa remarquable étude donne la définition suivante : « Un état de tristesse et de crainte avec un délire partiel de même nature,plus ou moins apparent, souvent accidenté d'accès de réaction maniaque de courte durée. »

A toutes ces opinions plus ou moins semblables qu'on nous laisse enfin ajouter l'opinion très-explicitement exprimée par Dagonet, on aura de la sorte de la lypémanie une idée assez nette pour défier l'obscurité d'une définition trop concise. Le savant médecin de Sainte-Anne désigne sous ce nom diverses affections mentales qui ont pour symptômes caractéristiques un délire spécial systématisé plus ou moins en rapport avec l'état de dépression mentale, des passions tristes, haineuses, des idées de persécution, le découragement, l'affaissement, l'inertie, etc..., toutes choses que Griesinger a décrites ensemble dans son chapitre de la mélancolie.

La lypémanie a paru offrir à certains auteurs des caractères plus tranchés que d'habitude ; ils ont trouvé dans la physionomie une remarquable expression de douleur, la figure amaigrie et les traits profondément altérés : nous n'avons pas eu occasion de faire la même remarque qui semblait avoir déjà échappé à Weill et à Marcé.

Il n'est pas rare de voir des mélancoliques dans un lamentable état de dépression et d'anxiété, présentant les premiers signes d'un dépérissement autant causé par la souffrance morale que par l'inanition à laquelle on doit opposer aussitôt l'alimentation forcée ; mais nous sommes forcé de reconnaître que dans la plupart de ces cas on n'a

(1) Péon. De la mélancolie avec délire, p. 26.

aucunement à invoquer le puerperium. Chez les malades, soumises encore à cette influence, la misère physiologique est d'autant plus admissible qu'elles doivent aux fatigues mêmes de l'accouchement ou de la lactation d'avoir un organisme profondément débilité; les hémorrhagies en particulier sont une puissante cause de débilitation : les phases dépressives de la folie viennent encore ébranler la santé déjà si compromise, et on se trouve bientôt en présence non plus seulement de l'expression douloureuse d'un trouble psychique, mais aussi de l'expression en quelque sorte somatique d'une constitution affaiblie et chancelante. Ainsi s'explique parfois l'apparition de ces symptômes de stupeur et d'annihilation que Marcé a décrits sous le nom de démence aiguë.

Aux idées déraisonnables des lypémaniaques se joignent presque constamment soit des sensations fausses, soit des hallucinations des principaux sens, et de même que la sensibilité générale peut être diminuée ou abolie, de même elle peut être exaltée. A côté de ces malades chez qui l'anesthésie et l'analgésie dépassent tout ce qu'on peut concevoir, il s'en trouve d'autres affectées d'une telle hyperesthésie que le moindre contact leur devient insupportable.

Nous empruntons au travail du docteur Christian, une observation ayant trait précisément aux troubles de la sensibilité générale, et qui rentre à peu près dans le cadre de notre étude, l'auteur ayant signalé dans le sommaire l'état puerpéral :

Obs. II. — Mme L..., née en 1833, est mariée et mère de plusieurs enfants; elle est bien constituée et a toujours été bien portante. Réglée à 14 ans, elle l'a été régulièrement depuis cette époque. Du côté maternel, plusieurs ascendants ont été aliénés ; elle-même a été peu heureuse en ménage.

Il y a un an, elle accoucha d'un enfant qui ne vécut pas, et elle eut assez de peine à se débarrasser de son lait, ce qui l'affecta outre mesure ; car, attribuant au lait tous les malaises et toutes les souffrances qu'elle eut à la suite de son accouchement, elle fit un grand nombre de remèdes pour le faire passer. En dernier lieu, cinq mois avant son admission, Mme L... consulta un médecin pour des douleurs fixes qu'elle avait au sommet de la tête ; ce médecin lui ordonna des frictions avec une pommade au cyanure de potassium. Quand Mme L... fit faire cette pommade, le pharmacien lui fit remarquer qu'elle renfermait un poison très-violent. Cette remarque frappa l'imagination de la malade, et les maux de tête, loin de disparaître, s'étant aggravés, elle se figura que le poison avait pénétré dans son corps, et que de là provenaient ses souffrances. Telle fut la première idée délirante à laquelle s'en joignirent bientôt d'autres, et quand Mme L... nous fut amenée (mars 1873), le délire était très-étendu.

Elle arrive dans un état désespéré, elle est endiablée, elle a du poison dans le corps. Depuis la tête jusqu'aux pieds elle ressent des *piquaisons* extrêmement douloureuses ; elle a des bourdonnements et des sifflements dans l'oreille; la soupe *infecte;* on lui remplit son linge d'odeurs fétides. La nuit, elle voit des animaux qui ressemblent à des chats.

Une de ses jambes est devenue plus petite que l'autre; son bras est diminué de volume; sa tête est de carton ; elle a une haine extraordinaire contre son mari, qu'elle accuse d'être l'auteur de tous ses maux et d'avoir voulu l'empoisonner avec des allumettes; et ce qui le prouve, dit-elle, c'est qu'elle ressent dans son estomac un feu violent qui lui remonte dans la bouche. La douleur de tête est ce qui la tourmente le plus : c'est une douleur fixe, continue, extrêmement intense, qui occupe tout le sommet de la tête; en cet endroit, la sensibilité de la peau n'est pas altérée. Cependant l'appétit est bon, la santé physique ne laisse rien à désirer : Mme L... a pris beaucoup d'embonpoint.

Quant à l'état mental, il ne varie pas, et Mme L... sort au mois de juin 1874. »

Nous n'avons pas besoin de faire remarquer ici toute l'importance à laquelle doit légitimement prétendre l'hérédité.

Rien n'est plus commun que le dégoût de la vie et la propension au suicide (voir observat. VI). Nous avons souvent noté des idées de persécution, et nous avons recueilli, à ce point de vue, l'observation suivante, où le lecteur retrouvera, dans un cas de lypémanie bien évidente, ces accès de réaction maniaque de courte durée, signalés par le Dr Péon.

Obs. III. — F..., 26 ans, domestique, entrée à l'asile de Vaucluse, le 12 juin 1875. Le certificat d'admission est ainsi libellé : « Aliénation mentale caractérisée par un délire partiel avec *prédominance d'idées de persécution*. On la suit dans les rues, on la dénonce à la Préfecture de police ; hallucinations de l'ouïe et penchant au suicide. » Pas d'antécédents héréditaires. Nous tenons de sa sœur le récit suivant : Confiante dans la promesse d'un jeune homme, et devançant l'époque de son mariage avec lui, elle devient sa maîtresse, et peu après s'aperçoit qu'elle est enceinte. Dans son légitime désir de régulariser sa position, elle insiste auprès de son amant pour obtenir la réalisation de leur projet ; mais son espoir est bientôt déçu : elle se retrouve seule et abandonnée à elle-même, avec la perspective d'une maternité peu désirable. On conçoit son profond chagrin, la vive déception causée par l'oubli de celui qui la rendait mère, la crainte d'être repoussée par sa famille ; toutes ces causes de tristesse troublent profondément ses facultés intellectuelles et altèrent même sa santé. Elle fait une fausse couche à cinq mois environ ; recueillie par ses parents qui n'ignorent rien des circonstances de son malheur, elle donne des signes d'aliénation : haine des siens et de ceux qui l'approchent, idées de persécution sans objet déterminé ; tristesse, découragement, apathie, indifférence à l'égard de ses occupations antérieures, refus de travailler, penchant très-prononcé au suicide, mais pas de tentatives; on la surveille avec soin.

Puis, à cette période de dépression succède un véritable accès d'excitation maniaque pendant lequel la malade saute, danse, fait des bonds désordonnés, tient des propos incohérents, sort échevelée dans la rue, et marche à l'aventure. Elle manifeste des craintes d'empoisonnement et voit des ennemis dans toutes les personnes qui l'entourent. Ses récriminations sont continuelles ; dans son exaltation délirante, elle ne sait qui accuser, et paraît en proie à une violente colère : turbulence nocturne, loquacité intarissable.

Cet état s'est modifié ici, en ce sens qu'elle est ordinairement calme et travaille volontiers; néanmoins, de loin en loin se produisent des alternatives de dépression et d'excitation, celle-ci plus passagère. Sa physionomie est habituellement triste, elle s'isole et ne parle pas à ses compagnes ; mais elle sort aisément de son mutisme et répond par de violentes invectives aux questions qu'on lui adresse. A ce moment, son visage se colore, le regard est courroucé, les épithètes injurieuses se succèdent et vous accompagnent jusqu'à la porte. Ce qui domine dans ces diatribes mal sonnantes, c'est l'accusation de lui vouloir du mal, de l'avoir réduite à « la dernière des conditions », et l'expression formel du vif désir qu'elle aurait d'attenter à ses jours, une fois rendue à la liberté; elle ne manque pas, bien entendu, de faire allusion à son amant, et cette pensée reste dans son délire la note dominante.

En somme, cette malade est traitée depuis près de deux ans, sans amélioration notable, et la chronicité même de son affection fait craindre qu'elle ne puisse guérir. —

La lypémanie est plus rarement observée que la manie, aussitôt après la parturition ; la différence n'est toutefois pas très-sensible. Entreprendre une description symptomatologique de la lypémanie serait nous laisser entraîner au-delà des limites de cette étude, et malgré l'intérêt puissant qui s'y rattache, nous reculons devant sa longueur.

Depuis le traité d'Esquirol jusqu'à celui de Dagonet, tous les ouvrages classiques sont à consulter à ce sujet; nous y renvoyons le lecteur, nous bornant à citer seulement ces quelques lignes empruntées à l'article de Calmeil (1) : « Les lypémaniaques sont ombrageux et réservés; ils parlent peu ou gardent complètement le silence... Le monde réel, le monde d'autrefois leur inspirent peu d'intérêt ; l'activité de leur intelligence s'exerce sur des fictions dont il ne leur est pas possible de se séparer; ils sont généralement peu affectueux, soit que leur sensibilité affective se trouve émoussée, soit parce que leurs fâcheuses préventions les portent à confondre jusqu'à leurs meilleurs amis avec les individus qu'ils accusent de leur malheur. Ils opposent, en général, une résistance obstinée aux volontés qui les contrarient ; ils refusent de se lever, de se vêtir, de garder leurs chaussures, de se laver, de

(1) Calmeil. Dict. des sciences médicales, 2e série, t. III, p. 545.

changer de linge, et ne veulent pas faire connaître les motifs de leur entêtement.

Dans certains moments ils s'obstinent à refuser leurs aliments, à se priver d'uriner, à retenir leurs déjections alvines ; ils répugnent au mouvement et ils restent quelquefois debout, immobiles et à la même place pendant des heures entières, sans qu'on puisse les faire asseoir : leurs traits expriment l'irrésolution de la crainte et l'uniformité de la tristesse. Leur circulation est lente et l'action de leur cœur comme engourdie. »

On reconnaîtra dans ce portrait la malade suivante dont nous avons recueilli l'observation, ce qui justifie encore une fois cette opinion que la puerpéralité n'imprime pas plus son cachet sur cette forme de folie que sur la manie précédemment décrite :

Obs. IV. — M..., âgée de 21 ans, relieuse, entrée à l'asile de Vaucluse, le 24 décembre 1876. Son certificat d'entrée porte la mention suivante : « Aliénation mentale caractérisée par un délire mélancolique avec dépression, lenteur extrême dans les réponses et hallucinations probables. » Son père a des habitudes alcooliques et une intelligence bornée; on ne compte pas d'aliénés dans la famille; la seule chose à signaler dans les antécédents de cette malade, est une certaine impressionnabilité nerveuse entée sur une constitution notablement anémique ; néanmoins la menstruation s'est établie sans grandes secousses vers l'âge de 15 ans, et il n'est parlé d'aucune manifestation émotive de la nature des crises hystériformes.

Mariée le 23 octobre 1875, M... devient enceinte au bout de quelque mois ; la grossesse marche à souhait, la santé générale est bonne ; habituellement gaie, vive, d'un caractère enjoué et expansif, elle s'occupe avec plaisir des préparatifs de l'accouchement, et l'attend sans frayeur. Pendant les deux dernières semaines, elle éprouve des douleurs lombaires, mais peut cependant vaquer à ses occupations. Enfin, quatre jours avant la parturition, une vive contrariété vient soudain changer le cours de ses idées et transforme sa joie en tristesse.

Elle est anxieuse et dort peu; elle fait à son mari des réflexions bizarres, néglige le ménage et modifie sa manière d'être et ses habitudes. Le travail commence sur ces entrefaites et suit une marche régulière qu'aucun incident ne vient troubler, la malade ne paraît souffrir que médiocrement et s'intéresse peu à l'événement si impatiemment attendu jusque-là. Peu lui importe son enfant; elle ne demande pas à le voir. Si on le lui présente, ses regards distraits ne s'y arrêtent qu'à peine.

L'allaitement maternel ne peut être mis en question, une nourrice est nécessaire. Les lochies s'établissent aisément; il y a peu de gonflement mammaire, et la fièvre de lait passe presque inaperçue. Indocile et incapable de se rendre aux conseils et aux avertissements de son mari, la malade veut se lever au bout de trois jours, pendant lesquels elle n'a cessé de tenir les propos les plus déraisonnables. Il faut céder à ses exigences. Elle va, vient dans l'appartement, semble affairée, change de place tous les objets, ouvre les tiroirs, compte et recompte son linge. La nuit, elle ne se couche pas volontiers, et le sommeil ne peut triompher de sa mobilité excessive; elle se lève, recommence le « voyage autour de sa chambre », elle a besoin d'agir.

Inutile de dire que dans une pareille disposition d'esprit, elle ne saurait prendre soin du ménage, c'est d'ailleurs le moindre de ses soucis. Elle a des préoccupations puériles, et fait des remarques dénuées de sens. Deux jours de suite vers quatre heures du matin elle s'est mise à chanter des airs connus, passant de l'un à l'autre sans transition.

Enfin son placement dans un asile d'aliénés devient indispensable. Elle nous est amenée dans l'état que nous allons décrire : attitude triste, inquiète, pleurs, gémissements, initiative nulle, indifférence pour tout ce qui l'entoure; mutisme habituel, inaction complète. Il est nécessaire de la stimuler vivement pour la contraindre à s'habiller, à faire sa toilette, à prendre ses repas; elle mange peu. Au mouvement continuel des premiers jours, ont succédé l'immobilité, l'apathie, la nonchalance bien propres aux lypémaniaques. Elle ne répond pas aux questions, un rare monosyllabe est difficile à obtenir (1). Nous avons remarqué un masque on ne peut plus prononcé; pas d'albumine dans les urines. Pendant quinze jours environ l'état mental reste stationnaire. Les fréquentes visites de son mari ne lui donnent aucun entrain : elle ne se soucie de rien, ne songe pas à son enfant dont elle ignore *même le sexe;* et si on lui en parle, demeure impassible.

Peu à peu elle se prête à la conversation, mais non sans en paraître ennuyée; les idées sont lentes et plus lents encore les mots qui les expriment, parfois ils font défaut et la malade de dire placidement : « *Je ne sais pas.* »

Elle a perdu la notion du temps et ignore les dates et les jours. Il semble que le songe inconscient, où la pensée revêt une forme vague et indécise, ait pris la place de la vie réelle.

Enfin, l'amélioration s'accentue, l'activité se réveille, la guérison est proche; quelques jours suffisent à la confirmer, et toute trace de trouble intellectuel a disparu quand M... sort de l'asile le 22 février 1877. —

(1) Parfois un fugitif sourire éclaire sa physionomie comme le reflet d'une lueur de raison.

La lypémanie suicide n'est pas une variété rare : l'observation VI que nous publions au chapitre suivant en est un concluant exemple.

Sur cent-onze cas de folie puerpérale recueillies à Bethlem on note trente-deux fois la tendance au suicide, et vingt et une sur soixante-trois à l'asile de Sommerset. Christian (1) en cite un cas où comme dans le nôtre se manifesta un délire religieux, nous le reproduisons ici :

Obs. V. — La femme S..., entrée au mois d'août 1873, à l'âge de 37 ans, a eu, il y a six ans, à la suite d'un allaitement prolongé un accès de folie de courte durée. Le délire remonte à six semaines; il a également pour cause l'allaitement. Cette malade est maigre, affaiblie, de constitution grêle, de tempérament lymphatique. Depuis plusieurs jours elle a refusé de manger, et elle porte sur le corps de nombreuses ecchymoses provenant de coups qu'elle s'est donnés. Elle se croit coupable de plusieurs crimes, le diable s'est emparé d'elle; elle fait des tentatives incessantes pour se détruire, se frappe la tête contre les murs, se jette par terre, etc... Une blessure qu'elle se fait au front détermine un érysipèle de la face (7 août). Maintenue au lit où il faut l'attacher, S... continue ses tentatives : « Dieu, dit-elle, veut faire des miracles sur elle! » Un jour elle parvient à s'arracher deux dents; une autre fois elle s'arrache une poignée de cheveux. On la surprend mangeant ses excréments, alors qu'elle fait des difficultés inouïes pour prendre un aliment quelconque. La santé physique est déplorable : S.. offre tous les signes d'un ramollissement tuberculeux des deux poumons. Les gencives, sans cesse irritées par les manœuvres auxquelles elle se livre, sont saignantes, fongueuses; elle parvient

(1) J. Christian. Op. cit., pp. 41-42.

encore, malgré toutes les précautions, à s'arracher plusieurs dents. Même dans son lit, maintenue par la camisole de force, elle cherche à se frapper la tête contre les montants de fer, à s'étouffer dans ses oreillers, etc. Elle succombe dans le marasme deux mois après son entrée. »

Nous savons que la lypémanie est moins fréquente que la manie; cette dernière fut même souvent la seule décrite, et nous tenions, pour ce motif, à donner plus de développements à la description de cette intéressante forme de la folie puerpérale. Aussi nous a-t-il paru nécessaire de reproduire à l'appui des variétés admises quelques observations concluantes.

Les auteurs ont presque tous fait cette judicieuse remarque que la lypémanie, suite de couches, semblait plus ordinairement le résultat des circonstances qui accompagnent la lactation; nous avons été à même de vérifier l'exactitude de cette assertion, et nous ajouterons que les hémorrhagies considérables, consécutives à l'accouchement, nous paraissent en pathogénie tenir une place indéniable.

Deux mots seulement au sujet du pronostic. Moins favorable que celui de la manie dans les cas où n'intervient pas le puerperium, il perd de sa gravité dans la lypémanie puerpérale sans pour cela inspirer la même quiétude. Encore faut-il laisser à la prédisposition héréditaire la lourde part de responsabilité qui lui appartient. En somme la lypémanie a une durée plus longue et offre moins de chances de guérison. Guislain semble lui faire la part belle quand il dit que « la tristesse morbide est parmi les affections mentales qui admettent le plus souvent une terminaison heureuse. » Flemming et Griesinger pensent de même. Marcé professe que le pronostic de la mélancolie, dépourvue de toute complication est presque aussi favorable que celui de la manie (Traité, p. 332), et quant à la mélancolie puerpérale il la déclare d'une guérison facile. (Folie des femmes enceintes, 1858.)

Ne pouvant faire intervenir une statistique spéciale, nous indiquerons quelques chiffres empruntés à l'article de Calmeil (1) qui peuvent se rapporter presque exactement à la forme spéciale d'aliénation qui nous occupe. « Aubanel a obtenu 82 cas de guérison sur 182 cas de lypémanie; c'est-à-dire que d'après lui, les guérisons se comptent dans la proportion de 1 à 2, 21 centièmes. Dans la manie aiguë la proportion des guéris s'est présentée à lui dans le rapport de 1 à 1,87 centièmes. Ce résultat confirme les calculs d'Esquirol qui avance qu'on guérit généralement moins de lypémaniaques que de maniaques. Sur 754 lypémaniaques entrés à Charenton le nombre des guéris s'est arrêté au chiffre 229. »

Qu'on veuille bien se rappeler l'opinion que nous avons cherché antérieurement à faire prévaloir à propos de la symptomatologie générale de chaque forme d'aliénation, refusant d'admettre que l'état puerpéral eut ses caractères distinctifs et son délire pathognomonique; les objections faites à la théorie de Furstner auteur d'un récent travail; les idées professées dans le même sens par Marcé et Morel; et, sauf à y ajouter une nuance d'optimisme, on sera en droit d'attribuer à la lypémanie puerpérale les résultats fournis par les statistiques de la lypémanie simple.

Il importe seulement de tenir compte de l'influence des causes spéciales qui ont engendré cette vésanie et des particularités remarquables avec lesquelles elle se développe,

(1) Calmeil. Dict. des sciences médicales, 2e série, t. III, 2e partie, p. 559.

sous le rapport de la gravité, de la marche et parfois de certaines prédominances symptomatiques liées à l'idiosyncrasie des malades.

La mort peut être la terminaison de cette psychose. Haslam et Parchappe l'auraient plusieurs fois vue survenir dans des cas de lypémanie aiguë. Elle est à redouter dans la lypémanie avec stupeur, surtout si les femmes qui en sont atteintes se trouvent déjà par suite des fatigues des couches où de la lactation dans une profonde débilité physique; le dégoût de la vie, la propension au suicide, le refus d'aliments viennent encore hâter le dénouement fatal.

L'incurabilité est fort à craindre si le délire se systématise ou si l'on voit persister sans amendement les anomalies de la sensibilité. Dans ces cas, en effet, le trouble cérébral est tellement étendu que, lors même que l'on parvient à guérir le trouble sensoriel qui paraît alimenter exclusivement le délire, celui-ci ne disparait pas.

Enfin il faut craindre le passage à l'état chronique, c'est le cas de la femme F... (Voir obs. III), la transformation de la lypémanie en démence; ou bien, la manie peut se substituer à sa place et persister indéfiniment si le retour à la raison ne s'effectue pas au début de cette phase nouvelle.

CHAPITRE II

ÉTIOLOGIE ET PATHOGÉNIE. INDICATIONS THÉRAPEUTIQUES.

I. *Causes prédisposantes.*

« Si l'on considère d'une part l'extrême fréquence des influences nuisibles parmi les causes de la folie, et de l'autre si l'on songe combien il est rare relativement de voir ces influences déterminer l'explosion de la maladie, on est bien obligé d'admettre qu'il existe certaines circonstances qui préparent de longue main le développement de la folie, et que dans les cas où les causes déterminantes, parfois légères, ont pu faire éclater la maladie, c'est qu'elles ont rencontré une sensibilité toute particulière, une véritable prédisposition » (1).

Nous n'avons pas l'intention, à l'exemple de Morel et de Griesinger, d'exposer les causes prédisposantes générales ayant trait à notre sujet; nos préliminaires nous ont déjà fourni l'occasion d'effleurer en passant les questions de nationalité, de civilisation, de condition sociale, d'éducation, nous n'y reviendrons pas. Les causes prédisposantes, individuelles ont à nos yeux une importance considérable et méritent qu'on les étudie avec le plus grand soin : elles créent précisément ces aptitudes aux maladies mentales désignées par les Allemands sous le nom de *constitution psychique et somatique.*

1° *L'hérédité* au dire de tous les auteurs vient incontestablement en première ligne; nous lui consacrons le cha-

(1) Griesinger. Op. cit., p. 159.

pitre suivant en entier, convaincu selon les propres paroles de Marcé « que plus les renseignements sont pris avec exactitude, plus on arrive à lui attribuer une influence vraiment effrayante. » Nous y rattachons dans une certaine mesure l'idiosyncrasie elle-même comme étant une résultante constante de la dualité des germes et de la combinaison qui en dérive, sans nier pourtant l'action modificatrice des milieux.

2° Les altérations du sang, les *dyscrasies* paraissent jouer un rôle considérable dans l'évolution de la folie puerpérale.

a. L'*anémie*, si commune parmi les femmes de la ville, peut exister antérieurement à la grossesse ou bien elle peut en être le résultat : « Or, l'observation nous apprend (nous laissons la parole à Morel) que les étourdissements, les vertiges, les défaillances, les syncopes, les gastralgies, la faiblesse musculaire, l'amaigrissement, la chloro-anémie en un mot, signe irréfragable de l'altération du sang, sont les avant-coureurs les plus certains de l'aliénation mentale après l'accouchement. »

Cet appauvrissement du sang pourra tenir à des grossesses successives parfois très-rapprochées qui ont pour effet de débiliter profondément l'organisme et de le laisser sans défense exposé aux accidents nerveux, le rapport normal entre les conditions de formation vasculo-médullaire et les conditions de circulation artérielle cessant d'être maintenu. Dans d'autres circonstances on devra en faire remonter la responsabilité étiologique à ces hémorrhagies qui surviennent pendant la grossesse, pendant et après la parturition, hémorrhagies qui, d'après nous, (et plusieurs de nos malades en ont fourni la preuve) jouent dans la prédisposition vésanique un rôle dont l'impor tance, sans être méconnue, n'est pas appréciée comme il conviendrait qu'elle le fût.

Il faut encore se garder d'omettre l'épuisement que l'allaitement finit par déterminer : ajoutons, dans la classe pauvre, à ces causes de débilitation une alimentation mauvaise et parfois insuffisante, un travail fatigant, une habitation malsaine, le manque de sommeil, toutes ces misères en un mot qui font cortége à l'indigence. On comprend aisément l'influence décisive qu'aura dans ces circonstances sur une constitution altérée une simple émotion morale ou toute autre cause occasionnelle.

Sans qu'il soit même besoin de prévoir les conséquences d'une lactation prolongée, qu'on veuille songer seulement à l'état de faiblesse et d'énervation déterminé par les premières succions du nouveau-né chez les femmes un peu nerveuses et impressionnables.

Enfin les abcès du sein peuvent causer une notable fatigue à l'organisme en lui faisant supporter les frais d'une suppuration souvent très-abondante.

L'état adynamique venant à s'accentuer, (et les nourrices en offrent des exemples après un allaitement de longue durée), de prédisposante la cause deviendra efficiente et on se trouvera en présence des symptômes suivants : affaiblissement de la sensibilité, grande prostration, maux de tête avec vertiges, perte d'appétit, privation de repos, de sommeil et dépression. La lypémanie alors est la forme habituelle, elle peut même aller jusqu'à la stupeur ; Marcé indique l'apparition de la mélancolie à forme chronique avec quelques nuances hypochondriaques dont le pronostic est souvent sérieux, et il ajoute avec raison que pour ceux qui savent combien la dépression joue un rôle important dans cette forme d'aliénation mentale, il devrait y avoir quelque relation entre la nature de la maladie et la nature de la cause qui l'a produite. De là cette indication thérapeutique qui s'offre spontanément à l'esprit, que les toniques et les analeptiques sont d'une utilité incontestable : le médecin a-t-il connaissance d'une diathèse psychopathique, il devra s'empresser de proscrire l'allaitement et donner les conseils nécessaires pour préserver sa malade des progrès de l'hypoglobulie.

Le Dr Scholtz (1) dans une étude sur la *folie anémique*, rapportant douze cas d'aliénation, tous dus à l'anémie du cerveau, met en cause, après les maladies fébriles aiguës, la perte directe de liquides vitaux par hémorrhagies, lactation, suppuration. Nous avons essayé déjà d'en faire ressortir toute l'importance. Suivant cet auteur, et c'est l'opinion généralement admise, le délire est dans ces cas essentiellement dépressif : *le malade se sent oppressé, empêché ou persécuté.* Nous voyons précisément dans la nomenclature proposée par le Dr J. Balty Tuke la folie anémique former le type essentiel de sa 4e classe où figure la folie de l'*allaitement.*

Quant à l'explication pathogénique d'Erlenmeyer (2) nous la résumons sans commentaires, et nous laissons au lecteur le soin d'en apprécier la valeur. Rappelant la théorie de Setschenow sur les centres de pondération des phénomènes réflexes, il admet d'après lui qu'une excitation de ces centres devra suspendre les réflexions psychiques et somatiques, pensée et action, tandis qu'au contraire leur paralysie plus ou moins complète devra les favoriser et enlever toute entrave à la conception et aux mouvements. Ces centres viennent-ils à être irrités, il en

(1) Scholtz. De la folie anémique (extrait). Ann. médico-psych., 1874, p. 401.

(2) Erlenmenyer. De la nature de la mélancolie et de la manie. Ann. médico-psych., 1874, p. 130.

résulte une contraction exagérée des artères cérébrales, d'où anémie : la conséquence de cette anémie sera un retard sinon un empêchement des phénomènes réflexes psychiques et physiques; la pensée devenue lente, paresseuse, suspendue, en se fixant ne laissera plus place aux conceptions correctrices ; les mouvements seront également ralentis, difficiles, automatiques ou même complètement suspendus ; il y aura mélancolie.

b. L'*hyperémie* peut inversement prédisposer à la folie puerpérale. Qu'on suppose une femme atteinte de pléthore (1), sujette aux congestions : l'augmentation des globules créera cette fois encore, bien que d'une façon différente, un rapport anormal entre les conditions de formation vasculo-médullaire et les conditions de circulation artérielle, et la spoliation sanguine donnera les meilleurs résultats. « *Sanguis frenat nervos,* » disait Hippocrate ; le preuve ne saurait être mieux faite que par les considérations qui précèdent.

Qu'on nous permette de recourir de nouveau à l'opinion d'Erlenmeyer; elle est basée absolument sur les mêmes données physiologiques et se formule d'elle-même : supposons cette fois que ces centres (placés comme on sait par Sestchenow dans les lobes frontaux) soient en état d'anesthésie; celle-ci se transmettant aux fibres motrices du sympathique produit un relâchement des muscles artériels avec dilatation des vaisseaux et hyperémie du cerveau. A ce moment la pondération des phénomènes réflexes n'existe plus; les conceptions se pressent, s'entrechoquent, se confondent; les mouvements s'accélèrent,

(1) Cazeaux émet cette proposition, que l'hydroémie est, chez les femmes enceintes, la cause la plus fréquente des troubles fonctionnels attribués jusqu'à présent à la pléthore. (Traité d'accouchements, p. 481.)

sont exagérés ; tout l'organisme est en action ; il y a manie.

Disons en terminant que la pléthore qui peut exister en dehors de l'état puerpéral peut être aussi déterminée par la suppression d'une sécrétion abondante, et on l'a vue succéder au sevrage : une alimentation légère, voire les diurétiques et les diaphorétiques prépareront l'économie à cette transition physiologique si redoutée des anciens et qu'il importe de ménager beaucoup ; et enfin, comme nous l'indiquions plus haut, la saignée elle-même deviendra un des plus puissants moyens auxquels il soit possible de recourir, en prévision des dangers de la congestion cérébrale.

Cette congestion se produisant plus ou moins, selon A. Voisin (cité par Reibel), dans toute fièvre symptomatique d'une inflammation quelconque, par conséquent aussi dans la fièvre de lait ou traumatique de la délivrance, il en devra résulter une paralysie vaso-motrice, une asthénie des vaisseaux cérébraux, une congestion *active*. La congestion sera déterminée *passivement* par les obstacles à la circulation que le volume de l'utérus crée parfois dans le petit bassin, et le cerveau ne sera pas à l'abri de cette stase mécanique.

Lasserre (1) a vu des femmes affectées d'anasarque pendant leur grossesse, chez qui l'infiltration des membres ne cessa point après l'accouchement ; survinrent alors des accidents comateux qui aboutirent à une terminaison fatale, et l'autopsie révéla une congestion séreuse très-intense des centres nerveux, avec œdème du tissu cellulaire sous-arachnoïdien et épanchement de sérosité dans

(1) Lasserre. Mémoire sur les congestions séreuses métastatiques chez les nouvelles accouchées. Voir Ann. médico-psych., 1844. t. III, p. 260.

les ventricules. Weill rapporte que ces exhalations séreuses dans les cavités encéphaliques avec hyperémie, congestion, ramollissement, ont été constatées à l'hôpital de Betlem chez toutes les femmes mortes à la suite de manie puerpérale : les auteurs allemands signalent des faits analogues.

On sait enfin qu'Esquirol avait déjà doté des mêmes observations l'anatomie pathologique de cette vésanie : nous n'y insistons pas, et, pour revenir à l'étiologie, nous concluons de l'examen de ces données que si la nécropsie révèle des lésions congestives, les phénomènes initiaux qui ont préparé le système nerveux à la réceptivité morbide doivent évidemment eux-mêmes être des phénomènes de congestion ; c'est ce que nous voulions établir.

3° *Accès antérieurs d'aliénation mentale.* — Si, consultant les antécédents de nos malades, nous apprenons que, soit avant toute grossesse, soit à la suite des couches précédentes ou pendant la lactation (circonstance plus grave), elles ont été atteintes d'aliénation mentale, nous aurons l'explication de l'accès actuel, la récidive étant dans la folie puerpérale une chose fort habituelle. Il est naturel de croire, selon les propres paroles d'Esquirol, que « les mêmes circonstances physiques ramènent les mêmes altérations fonctionnelles du cerveau, les mêmes désordres intellectuels et moraux. »

Là encore, l'observation individuelle est nécessaire, car il est impossible de conclure des particularités d'un cas à la parfaite similitude de l'autre ; chez celle-ci, le délire se manifestera pour la première fois après la deuxième ou la troisième couche, puis chaque nouvelle parturition sera régulièrement marquée par un accès de folie. Celle-là, devenue maniaque après son premier enfant, le redeviendra ensuite de deux en deux accouchements.

Le sexe même de l'enfant aura de l'influence sur l'apparition de la vésanie ; ce sera, par exemple, le sexe masculin.

Chez certaines femmes on a vu l'aliénation survenir après chaque grossesse sans en excepter une seule, et cela jusqu'à sept ou huit fois.

Pendant la lactation, les récidives ont lieu de la même façon et avec la même irrégularité capricieuse.

Le passé ne présage pas toujours fatalement l'avenir, mais, en raison même des probabilités nombreuses dont il est aisé de faire le calcul, d'après la connaissance des faits, nous estimons qu'un médecin averti fera sagement d'engager avec instance clientes et clients à s'abstenir désormais de collaborer à une nouvelle conception.

4° *L'âge*, mis par Marcé, Robert Boyd, J.-B. Fuke et autres aliénistes au rang des causes prédisposantes, tire sa valeur de l'aptitude même à la fécondation, qui, ayant son maximum d'intensité entre dix-huit et trente ans, commence à diminuer ensuite et devient très-faible au delà de trente-cinq.

Aussi, le nombre proportionnel des folies puerpérales est-il plus considérable quand la femme a dépassé la trentaine.

Dans les tableaux du Dr Reid qui contiennent 1,771 nouvelles accouchées, 69 avaient moins de 20 ans; 1,100 avaient entre 20 et 30 ans, 542 de 30 à 40 ans, 54 de 40 à 45 ans, et 6 de 45 à 50 ans. Sur 42 malades, Marcé en a rencontré 9 au-dessous de 25 ans, 15 entre 25 et 30 ans, 10 entre 30 et 35 ans, 4 entre 35 et 40 ans, et 4 au-dessus de 40 ans. Les statistiques faites à l'asile de Sommerset et à l'Asile royal d'Edimbourg diffèrent peu de celles-ci, et

Webster, de son côté, arrive à des conclusions identiques.

Le Dr Fuke fait une observation qu'on peut interpréter dans le sens des accoucheurs d'après lesquels les dangers du premier accouchement augmentent en raison directe de l'âge de la primipare, au delà de trente ans. Pourquoi ne pas admettre, en effet, que l'organisme féminin se trouve dans de bien meilleures conditions pour supporter les frais du travail physiologique résultant de la gestation et de la parturition, quand il termine à peine l'évolution normale qui s'accomplit avec une continuité lente et régulière depuis la première enfance jusqu'aux limites de la puberté, que lorsqu'un assez long stade l'en sépare déjà? Chez les multipares, si l'inconvénent n'existe pas, ce n'est qu'en raison même de l'accoutumance fonctionnelle des organes génitaux.

Au surplus, l'auteur en question a donné des soins à 73 malades sur lesquelles 28 avaient 30 ans et au-dessus, dont 8 primipares; d'où il semble résulter que la tendance au dérangement mental s'accroît pour les primipares vers cette période déjà avancée de l'existence.

Où nous cessons complètement d'être de l'avis du Dr Fuke, c'est quand il affirme que le premier accouchement est, en dépit de l'âge, toujours le plus dangereux sous le rapport des vésanies; bien au contraire, ainsi qu'on a pu le lire dans le paragraphe des *Dyscrasies*, nous pensons que la multiparité prédispose à la folie puerpérale, les grossesses nombreuses et rapprochées étant une cause d'épuisement. On sait d'ailleurs quelle est sur ce point la divergence d'opinion entre les aliénistes français, Marcé en tête, et la plupart des aliéniste anglais; nous voulons nous borner à en faire mention.

5° *Causes morales*. — « La grande influence de ce qu'on

appelle le *moral* sur ce qu'on appelle le *physique*, dit Cabanis (1), est un fait général incontestable : des exemples sans nombre le confirment chaque jour, et tout homme capable d'observer en a trouvé mille fois la preuve en soi-même. » Cette cinquième cause prédisposante sera donc l'état moral de la femme pendant la grossesse, et, qu'on ne s'y trompe pas, il peut jouer un rôle sérieux dans ces préparatifs du système nerveux en vue de la parturition; il peut agir sur toutes les fonctions de l'économie (2). « Car (c'est le Dr Christian qui parle) qu'observe-t-on quand l'âme est douloureusement affectée par un chagrin, un souci, une peine quelconque? L'appétit se perd, les fonctions digestives languissent; l'individu se sent envahir par un sentiment de lassitude, d'oppression générale; il a des insomnies, la circulation, la respiration se font péniblement; l'activité musculaire est nulle... » Il faut après cela signaler les mille tiraillements successifs que subit la pensée dans certaines situations morales analogues à celles dont nous connaissons déjà le funeste retentissement sur l'organisme : nous savons que des femmes facilement accessibles aux émotions pourront à l'avance s'effrayer des douleurs et des dangers de l'enfantement et voir avec terreur approcher ce moment redoutable; nous savons que pour d'autres ce sera la honte d'une faute que le monde va connaître et dont l'évidence devra les accabler; nous savons même que la misère rendra poignante à telle femme malheureuse l'idée de mettre au monde un enfant qui ajoutera encore aux charges de la famille... Pourtant, nous ne jugeons pas graves, au point

(1) Cabanis. Op. cit. (onzième mémoire, § II), p. 581.

(2) Consulter le travail du docteur H. Védie qui a pour titre : De l'influence des causes morales sur l'économie et en particulier sur le système nerveux. Ann. médico-psych., janvier 1874, p. 5.

de vue de la prédisposition vésanique, de telles angoisses morales, si la grossesse peut atteindre le terme ; car, dans l'immense majorité des cas, l'accouchement mettra fin à ces lugubres imaginations, et l'équilibre moral ne tardera pas à se rétablir.

Mais si la santé devait être profondément altérée, la situation psychique ne se modifiant pas, il faudrait craindre de voir sous cette influence complexe cesser l'accomplissement normal des fonctions nerveuses et apparaître comme une menace de folie prochaine quelques indices d'un trouble intellectuel resté latent jusque-là : la parturition dans ces cas, fort heureusement rares, donnera bientôt le signal des symptômes trop certains d'une aliénation confirmée.

En somme, rien de plus commun et de moins dangereux que les modifications des facultés affectives et sensoriales pendant la grossesse : une constitution hypernévrique seule ou des antécédents fâcheux au point de vue mental pourraient inspirer des inquiétudes, ce qui nous ramène à l'inévitable et très-grave question de l'hérédité.

II. *Causes occasionnelles.*

1° *Causes morales.* — Suivant la majorité des auteurs, c'est dans les causes de l'ordre moral que la folie puerpérale prend le plus souvent sa source ; nous venons de les voir préparant quelquefois de loin la maladie, il nous reste à constater que ce sont elles surtout qui en déterminent l'explosion immédiate. Esquirol, Parchappe, Brierre de Boismont, Griesinger, Guislain, Weill, sont tous d'accord sur la prédominance des influences morales, et s'il est arrivé à Marcé de conclure en sens opposé de l'ensemble des faits observés par lui, c'est peut-être, comme il le dit lui-même, parce qu'il est tombé sur une série exceptionnelle, ou bien parce qu'il n'a pu saisir la véritable cause : n'arrive-t-il pas fréquemment, en effet, selon la judicieuse remarque de Christian, que la cause physique paraît de toute évidence quand la cause déterminante a été en réalité de l'ordre moral ; si ces causes nous échappent souvent malgré nos investigations, c'est qu'elles sont cachées avec le plus grand soin.

Partisan très-convaincu de la prépondérance héréditaire en matière d'étiologie, nous sommes disposé à laisser aux causes morales l'important rôle qui leur est dévolu, seulement sous cette réserve qu'on devra toujours attribuer au *tempérament* sa part de responsabilité; en effet, ces causes n'apparaissent guère comme des unités isolées, mais sont presque toujours associées à d'autres puissances perturbatrices (1). Ce que nous savons de l'*émotivité* (2) de la femme nous donne le droit de redouter fréquemment chez elle l'extrême surexcitabilité nerveuse qui, dans les circonstances physiologiques spéciales, sera la porte d'entrée aux troubles intellectuels; est-il donc si rare d'observer à la longue une sorte d'épuisement de la sensibilité, et partant l'annihilation presque complète de cette force de résistance qu'à l'état normal l'organisme pourrait opposer aux nocives influences? Nous reconnaissons pourtant volontiers que l'*état nerveux* n'est pas l'indispensable auxiliaire des secousses morales, et une émotion soudaine et violente pourra, au premier choc, déterminer la folie, comme il nous est arrivé, par exemple, de la voir provoquer brusquement des convulsions hystériques ou épileptiformes.

Dans ces cas, pas de manifestation idiosyncrasique anté-

(1) Griesinger. Op. cit., p. 242.

(2) Voir nos préliminaires, § I : Rôle de l'émotivité.

rieure, pas de symptômes prémonitoires, mais un de ces accidents subits dont nulle expérience ne saurait avertir : l'action de la cause morale est directe, instantanée. On n'a pas oublié sans doute que les Drs Bertherand et Gaucher ont fait un travail signalé par nous, où il est précisément question de la *folie émotive* des nouvelles accouchées ; c'est assez dire que dans ces cas la perturbation morale est considérée comme constituant à elle seule un état d'aliénation mentale. Il est, en tous cas, deux choses qui, placées au rang des causes prédisposantes, ont déjà mérité d'attirer sérieusement l'attention, et si nous croyons utile de les rappeler ici, c'est que le phénomène étiologique dont nous étudions l'influence leur est uni par les liens les plus étroits. Nous voulons parler des aptitudes constitutionnelles résultant des transmissions héréditaires, comme le *tempérament nerveux* signalé plus haut, et des modifications survenues progressivement dans le moral de la femme pendant les mois qui précèdent la parturition ; on nous accordera de plus qu'en matière de *folie puerpérale* il est juste de tenir un grand compte de l'état physiologique spécial constitué par le puerperium ou la lactation, état très-favorable aux troubles de l'impressionnabilité et de l'innervation, et pouvant dès lors réaliser une condition pathogénique du sang et du tissu nerveux qui rompt l'harmonie des relations fonctionnelles.

L'unique but de cette courte digression est donc de mettre en relief l'opinion déjà professée par plus d'un maître, à savoir que, pour bien apprécier la valeur des causes morales, il faut d'abord faire leur comparaison avec les prédispositions physiques · les intimes rapports qui existent entre elles, après avoir permis de saisir l'action primitive d'une émotion morale, mettront sur la voie des lésions pathologiques secondaires qui sont, à proprement parler, les essentiels facteurs de la folie ; car ce n'est qu'en déterminant dans le cerveau une altération matérielle, que la joie, la crainte, la frayeur, une impression quelconque reçue par le sens affectif aboutira à son effet. Comme à l'état physiologique, mais sans doute à un degré beaucoup plus intense, elle aura agi en troublant l'innervation des vasomoteurs.

Combien il est prudent, en présence des dangers qui menacent la nouvelle accouchée, de l'entourer de soins et de prévenances pour mettre à l'abri d'une surprise sa susceptibilité nerveuse ! Aussi, nous dit Morel, « les soins qu'elle exige dans de pareilles situations ont été appliqués chez tous les peuples bien avant l'intervention de la médecine, et la législation a, dans quelques pays, consacré ce sentiment du respect, qui, chez les nations les moins civilisées, a protégé la femme qui venait de donner le jour à un être nouveau » (1).

Les affections morales, relativement aux influences physiques, sont, d'après Esquirol, dans le rapport de 1 à 4 ; Weill, sur 18 aliénées par suite de couches traitées à Stephansfeld pendant l'espace de quatre ans, en compte 12 dont la folie reconnaît une origine morale.

Six de nos malades, atteints de folie puerpérale sur les dix que nous avons observées pendant une année à l'Asile de Vaucluse, sont dans le cas des douze malades de Weill.

1° D..., 33 ans. Chagrin profond résultant de la mort de son père et de son enfant. Délire mélancolique, dépression, penchant au suicide.

2° F..., 26 ans abandon de son amant après une pro-

(1) A Rome, on suspendait une couronne sur la porte de la maison des nouvelles accouchées pour avertir que leur maison était un asile sacré. Il existe à Harlem une loi qui ordonne de mettre un signe sur ces maisons, pour servir de sauvegarde contre les huissiers et les agents de police. Van Swieten assure que les femmes en couches ont souvent des manies incurables pour avoir dévoré et concentré quelque chagrin. (Esquirol. Op. cit., t. I, p. 119.)

messe formelle de mariage ; crainte des reproches de sa famille. Délire partiel avec prédominance d'idées de persécution; hallucinations de l'ouïe, penchant au suicide.

3° G..., 39 ans. Douleur profonde occasionnée par la perte de sa mère et de son enfant ; chagrins domestiques, scènes violentes du mari. — Lypémanie anxieuse ; croit être condamnée à mort ; a peur d'être assassinée.

4° M..., 21 ans. Vives contrariétés dont on a voulu nous laisser ignorer la cause ; chagrin du prochain tirage au sort de son jeune mari. Mélancolique avec dépression.

5° B..., 26 ans. L'agitation maniaque de son mari atteint d'aliénation mentale et non sequestré pendant plusieurs jours lui a causé un très-vif effroi ; sa terreur s'est encore accrue de l'antipathie qu'il lui inspirait depuis quelque temps.

6° V..., 28 ans. Mort de sa fille : elle avait antérieurement perdu trois enfants ; elle a conscience de la monstrueuse anomalie de ses relations conjugales et croit à une punition du ciel. (1) Lypémanie ; hallucinations de l'ouïe ayant trait à ses idées religieuses ; penchant au suicide.

On a pu remarquer que cinq fois sur six, le délire a été en rapport avec la nature triste et dépressive de la cause morale qui l'avait déterminé; de plus (ce qui témoigne en faveur des *causes mixtes* dont nous nous déclarons partisan convaincu), nous avons noté trois fois des *hémorrhagies abondantes*. Il était donc bien à propos d'insister avec Marcé sur les relations existant entre la nature de la maladie et la nature de la cause qui l'a produite, et ici, entre l'anémie et la forme mélancolique.

Qu'on nous permette de rapporter entièrement l'his-

(1) Voir obs. VI.

toire de la malade V..., qui malheureusement a été transférée et dont nous avons perdu la trace :

Obs. VI. — Cette femme vit en concubinage avec son propre frère, depuis le mois de février 1871, indice d'un sens moral tout au moins fort rudimentaire ; trois enfants naissent successivement de ces relations, et meurent au bout de quelques mois. Au mois d'août 1876, elle accouche d'une petite fille, l'allaite, la soigne avec la plus dévouée sollicitude, et néanmoins ne tarde pas à la perdre ; elle en éprouve un immense chagrin, devient inquiète, morose, indifférente. Le délire mélancolique apparaît bientôt et nécessite son placement dans un établissement spécial.

A son arrivée, le 3 octobre 1876, nous la trouvons abattue, en proie au désespoir et à la plus inexprimable angoisse. Sa physionomie porte l'empreinte d'une tristesse profonde, elle a le regard vague et comme étonné. Nous remarquons la prédominance de l'idée qu'elle a occasionné, par de mauvais soins, la mort de sa fille. Les hallucinations de l'ouïe sont fréquentes : elle entend la voix de Dieu qui l'engage au repentir. Penchant très-marqué au suicide ; la preuve nous en est amplement fournie par les blessures qu'elle s'est faites à la région temporale droite, à coups de ciseau de menuisier (son frère exerce cette profession).

La cessation de l'allaitement détermine quelques symptômes de congestion mammaire, la malade se plaint de céphalalgie et de constipation.

Quelques purgatifs légers, des boissons diurétiques et l'application d'une couche d'ouate sur les seins, dans le but de favoriser une sudation locale, mettent promptement fin à ce malaise.

Dépourvue d'initiative et passivement docile, V... exécute d'un air résigné les ordres qu'on lui donne; on lui propose du travail, elle s'y soumet, mais il y a comme une sorte d'automatisme dans ses mouvements, et elle semble pousser l'aiguille d'une façon inconsciente. Elle ne parle point, et si on lui adresse des questions, elle met à répondre une remarquable lenteur. Elle se rend vaguement compte de la vie incestueuse qu'elle mène depuis cinq ans, et croit qu'on veut la punir de mort: aussi désire-t-elle se châtier elle-même en se privant de nourriture, se reconnaissant indigne de manger. Nous triomphons avec peine de ce refus d'aliments, il faut en venir à la menacer de la bouche artificielle de M. le Dr Billod ou de la sonde œsophagienne. La vue seule de ces instruments, et la description peu engageante que nous lui faisons du manuel opératoire, ont enfin raison de son mauvais vouloir.

L'état mental est stationnaire ; les hallucinations persistent, l'anxiété ne cesse point. Les idées religieuses forment l'objet de sa continuelle préoccupation : elle invoque le ciel, elle demande pardon à Dieu, elle exprime le désir de s'entretenir avec l'aumônier.

Sur ces entrefaites, pour un motif que nous ignorons, arrive un ordre de transfert pour l'asile de Pont-Labbé (Manche), et nous cessons d'avoir de ses nouvelles à la fin de novembre. —

Sans nous étendre davantage sur un sujet déjà bien connu, il nous suffira de rappeler ici, en forme de conclusion, ces paroles de Guislain, citées dans nos préliminaires : « Une émotion est au fond du plus grand nombre des causes. »

2° Les *causes physiques* moins importantes que les précédentes sont pourtant fort loin d'être dépourvues d'intérêt; s'il n'est pas possible d'arriver en cette étude à des inductions pathogéniques rigoureusement vraies, encore n'est-on pas éloigné de saisir quelques-unes des relations fonctionnelles exactement établies entre la cause et l'effet. Notre inexpérience nous défend de le tenter, et nous abriterons sous l'autorité des maîtres les considérations de cet ordre.

A. Retour de couches. « J'ai souvent signalé dans mes leçons, dit Baillarger, l'influence de la première menstruation après l'accouchement sur la production de la folie. On comprend que la fonction supprimée depuis près d'une année se rétablissant chez les femmes qui ont été en proie à des émotions vives et qui sont souvent dans un état d'anémie, doit déterminer plus de troubles sympathiques que la menstruation dans les conditions ordinaires. Aussi arrive-t-il souvent que le délire éclate vers la sixième semaine après l'accouchement. C'est tantôt avant et tantôt pendant cette première menstruation que la folie se manifeste. Si elle débute à l'époque où la première menstruation devait reparaître après l'accouchement, l'influence de la cause n'en doit pas moins être admise, bien que l'écoulement menstruel n'ait pas eu lieu... La conséquence qu'il faut en tirer, c'est qu'il importe de surveiller avec soin cette première époque menstruelle après l'accouchement chez les femmes prédisposées à la folie ou qui auraient eu déjà un accès d'aliénation mentale » (1). Marcé, à son tour, a beaucoup insisté sur l'influence du retour de couches. Faut-il s'étonner, en effet, du retentissement que devra avoir sur l'organisme entier, et en particulier sur l'état nerveux de la femme la réapparition d'une fonction périodique longtemps supprimée, et qui d'ordinaire, s'ac-

(1) Baillarger. Note accompagnant le Traité de Griesinger, p. 243.

compagne de phénomènes sympathiques très-notables du côté de l'innervation ; et l'expérience de tous les jours ne démontre-t-elle pas la liaison étroite dans laquelle se trouvent les fonctions cérébrales et les fonctions généra-trices? Au reste, comme le fait observer l'éminent professeur de Gand, s'il est conforme aux résultats cliniques d'admettre que c'est par rapport à la prédominance du système utérin et surtout aux désordres survenus dans le flux cataménial, que la femme doit d'être plus exposée à l'action phrénique que l'homme, on sera d'autant plus autorisé à craindre le trouble mental que l'état puerpéral, en créant à la femme une situation transitoire semi-pathologique, la place dans les meilleures conditions de réceptivité morbide.

B. Les douleurs de l'accouchement, les hémorrhagies abondantes, les convulsions éclamptiques peuvent être le point de départ, tantôt d'un délire fugace qui se dissipe avec la cause qui l'a produit, tantôt d'un délire qui peut se continuer et aboutir à l'aliénation.

On a pu voir des cas où chaque douleur était accompagnée d'un violent accès de fureur : ces phénomènes de vésanie sont le résultat de la surexcitation intense du système nerveux, et aussi d'états congestifs évidents. Quant au traumatisme qui suit l'expulsion du fœtus, il est parfois le signal d'un délire aigu, souvent passager ou bien capable, chez les femmes prédisposées, de devenir le symptôme initial de la folie.

A moins de faire intervenir l'influence prépondérante du *tempérament* et de la *diathèse psychopathique,* il ne nous semble pas opportun d'attribuer un rôle particulier aux dystocies, et aux opérations qu'elles peuvent motiver, telles que applications du forceps, du céphalotribe, etc.

Au paragraphe des *dyscrasies,* en indiquant les pertes utérines comme une importante cause d'anémie, nous n'avions en vue que leur action prédisposante ; ajoutons ici qu'une hémorrhagie grave, survenant pendant le travail, pourra dans *certains* cas être l'occasion directe du trouble mental, l'équilibre cessant d'exister entre l'élément nerveux et l'élément artériel, et la malade se trouvant par ce fait, selon l'expresssion de Cerise (1) dans un état fort accusé de *surexcitabilité hypohémique.*

L'*éclampsie* est une affection puerpérale caractérisée, suivant Cazeaux (2), par une série d'accès dans lesquels presque tous les muscles de la vie de relation, souvent aussi ceux de la vie organique, sont convulsivement contractés, accès le plus ordinairement accompagnés ou suivis de l'abolition plus ou moins prolongée des facultés sensorielles ou intellectuelles : une chose importante à signaler, c'est que la convulsion peut varier dans sa forme, et il arrive de voir des accès, ayant à leur début, présenté tous les caractères de l'éclampsie, revêtir à la fin la forme tétanique ou même la forme cataleptique.

Or, qu'il soit difficile de savoir si la même maladie a successivement revêtu plusieurs physionomies différentes, ou s'il ne s'est agi que de la transformation d'une maladie en une autre par le rapprochement de symptômes communs, peu nous importe au point de vue de notre étude ; la question est du domaine de la gynécologie ; ce que nous affirmons comme appartenant à la clinique mentale, c'est que la manie a assez souvent succédé à ces états convulsifs pour qu'il soit impossible encore d'invoquer la coïncidence.

A ce propos, le mot d'éclampsie serait avantageusement

(1) Cerise. Des fonctions et des maladies nerveuses, p. 416.

(2) Cazeaux. Traité théorique et pratique de l'art des accouchements, p. 815.

remplacé, selon nous, dans le chapitre des causes, par l'expression de *convulsions puerpérales*, servant à désigner à la fois les convulsions éclamptiques, hystériques, tétaniques, cataleptiques : ces dernières viennent précisément d'être observées à l'hôpital des Cliniques, dans le service du professeur Depaul et la manie leur a succédé ; nous regrettons beaucoup de n'avoir pu nous procurer la relation écrite de ce fait dont on nous a seulement fait une rapide communication orale.

Nous ne croyons pas que l'éclampsie soit, à proprement parler, la cause de la manie, et nous serions plutôt disposé à admettre que ces deux manifestations pathologiques dépendent toutes deux d'une même lésion que nous ne connaissons pas : tout au plus l'éclampsie pourra-t-elle constituer une prédisposition à la manie puerpérale qui peut éclater, même après le retour complet à la connaissance, et c'est dans des altérations organiques plus ou moins graves qu'il faudra rechercher les causes occasionnelles. Ainsi ayant la même origine, tantôt elles éclatent simultanément, tantôt se succèdent l'une à l'autre.

Un fait d'observation journalière à notre époque, c'est la présence presque constante de l'albumine dans l'urine des femmes éclamptiques, et le Dr Seydel (1) se demande si la manie et l'éclampsie ne sont pas le résultat d'une altération aiguë des reins ou d'une pression artérielle exagérée. L'anatomie pathologique est sans doute appelée à résoudre le problème.

Nous trouvons, dans les études de Marcé sur les causes de la folie puerpérale, quelques renseignements sur les premières observations de manie succédant à l'éclampsie :

(1) Seydel (de Kœnigsberg). Des rapports qui existent entre l'éclampsie et la manie puerpérales. Ann. mrdico-psych., 1870, t. II, p. 131.

Merriman (1) raconte l'histoire d'une malade chez laquelle l'intelligence resta engourdie après des convulsions puerpérales, et d'une autre qui devint complètement folle après les mêmes accidents.

Gooch parle d'une dame qui, après avoir été prise à son premier accouchement de convulsions que l'on traita par des saignées et par l'extraction du fœtus, devint maniaque et mourut au bout de huit jours.

Esquirol (2) donne le récit d'un fait de ce genre. MM. Sanchez, Friez (3), Selade (4), Billod (5), James Reid ont rapporté chacun un cas d'aliénation mentale survenu à la suite d'éclampsie ; en sorte que voilà huit observations ayant entre elles de nombreux points de ressemblance et indiquant le sens des recherches à faire pour élucider la question.

Des trois faits rapportés par M. Plasse d'Einbeck, le premier a été suivi de guérison pour la mère et de mort pour l'enfant ; la ponction des membranes avait amené la sortie du fœtus et la disparition successive des accidents. Dans la deuxième observation, la mère et l'enfant succombèrent. La troisième, au contraire, fut suivie de guérison pour la mère et pour l'enfant.

En essayant de remonter aux causes de l'aliénation, Selade a émis la pensée que les fortes déplétions sanguines, usitées dans le traitement de l'éclampsie, ont dû exagérer l'état d'éréthisme et d'exaltation du système nerveux déjà fortement ébranlé par les chocs effectifs et les fatigues douloureuses de l'enfantement. Nous ne sau-

(1) Merriman. Sinops on difficul. parturition, p. 147.
(2) Esquirol. Op. cit., t. II, p. 159.
(3) Sanchez et Friez. Anales de cirurgia, 1847, 3e trimestre.
(4) Selade. Archives de médecine belge, avril 1847-48.
(5) Billod. Ann. médico-psych., 1848, t. II, p. 310.

rions partager cette manière de voir malgré son apparence assez spécieuse ; les spoliations sanguines pourront constituer une circonstance aggravante en provoquant l'hyposthénie cérébrale, mais nous sommes beaucoup plus disposé à croire, ainsi que nous le disions tout à l'heure, que la manie reconnaîtra la même cause que l'éclampsie qui l'a précédée. Loin de blâmer les saignées, nous estimons, au contraire, que le traitement antiphlogistique est formellement indiqué et que, si le médecin a une chance de préserver sa malade de la manie, c'est en terrassant promptement l'éclampsie qui est la première manifestation de l'altération pathologique.

Les accoucheurs ont signalé, particularité assez curieuse, parmi les causes occasionnelles, les émotions morales si favorables au développement de la folie puerpérale elle-même. Telle est leur explication à ce sujet : les circonstances mentionnées exercent d'abord leur influence sur les organes plus ou moins éloignés des centres nerveux, et secondairement l'irritation, transmise à ceux-ci, les excite et produit la convulsion ; c'est ainsi que l'excitation produite sur les nerfs de l'utérus, du vagin, du rectum, de la vessie ou de l'estomac, peut devenir la cause déterminante des convulsions générales. Nous ne nous exprimions pas autrement en disant plus haut qu'une émotion soudaine et violente pouvait au premier choc déterminer la folie, comme il lui arrivait de provoquer parfois des convulsions hystériques ou épileptiformes. Ainsi se trouve esquissée la question de la similitude étiologique.

Nous avons parlé de l'observation de notre savant maitre M. le Dr Billod ; dans l'impossibilité où nous sommes de la reproduire, à cause du peu de place dont nous disposons, nous tenons du moins à ne pas passer sous silence ce que cet aliéniste distingué pensait à cette époque des rapports de l'éclampsie et de l'épilepsie. Nous citons textuellement :

« Je termine en exprimant l'opinion que l'éclampsie ne diffère de l'épilepsie que par les circonstances toutes spéciales où elle se développe. L'éclampsie est toujours une épilepsie, puerpérale si l'on veut, mais à coup sûr c'est une épilepsie, de même que la manie, pour être puerpérale, ne cesse pas d'être une manie. Je déclare donc purement illusoire la distinction symptomatique que l'on a voulu établir entre l'éclampsie et l'épilepsie. Il n'est aucun symptôme de l'une de ces affections que l'on ne puisse rencontrer dans l'autre. »

Le Dr Lunier faisant l'analyse des journaux allemands pose précisément une question rappelant beaucoup la théorie qui précède, à propos d'une observation de M. Polack, intitulée : « Epilepsie chez une femme enceinte. » S'agissait-il bien réellement, dit-il, dans le fait rapporté par M. Polack, d'une attaque d'épilepsie, et n'aurait-il pas eu tout simplement affaire à un accès d'éclampsie ? Quelle différence établit-il entre ces deux affections au point de vue de leur expression symptomatique ?

A plus de trente ans de distance, nous avons le plaisir de trouver dans les notes de Tarnier (9e édition du Traité de Cazeaux) le passage qu'on va lire et qui témoigne assez hautement de la justesse de vue de M. Billod, au temps où il publiait son observation d'éclampsie :

« M. Restat (Dissertation inaugurale) a tracé de l'accès un tableau des plus exacts ; on croirait y lire la description d'un *accès d'épilepsie*, tant est frappante la ressemblance des deux affections. »

Nous ne voulons pas nous étendre davantage sur cette question si intéressante de la manie et des convulsions puerpérales; nous la laissons à ceux qui voudraient la traiter à fond, comme le sujet d'une très-intéressante monographie.

C. — Nous aurions bien désiré nous prononcer en connaissance de cause sur l'emploi du chloroforme, mis par Webster au nombre des causes physiques efficientes, tandis que Simpson (1) lui reconnaît les qualités d'un utile auxiliaire; mais les observations publiées jusqu'ici ne permettent pas de conclure, étant parfaitement contradictoires. C'est aux accoucheurs anglais et américains qui font un si fréquent et, on peut le dire, un si heureux emploi du chloroforme, qu'il appartient d'apporter aux aliénistes les éléments du procès qui, jusqu'à plus ample informé, reste sans jugement.

Il nous semble pourtant rationnel d'admettre que le chloroforme en supprimant la douleur, et en faisant taire momentanément ces émotions morales si redoutables pour les femmes en couches, supprimerait en même temps une grande cause déterminante; pour cette raison, nous croyons que les femmes à tempérament nerveux et précisément les plus exposées se trouveraient bien de cette pratique.

D. — Le sevrage forcé, les abcès du sein, ont pu déterminer le délire de l'aliénation chez des malades prédisposées par leur impressionnabilité excessive, par l'épuisement du travail de la parturition, et par cette dépense considérable d'*influx nerveux* qui en résulte et les rend incapables de résister à la moindre cause morbifique, à la

(1) Simpson. Communication à l'Obstetrical Society. Edimbourg, 1853.

plus légère douleur : elles sont en un mot arrivées à cette période de torpeur morale où la réaction ne s'accomplit plus. Bérard avait observé un cas semblable à l'hôpital de la Pitié, et nous en retrouvons la relation dans les Annales médico-psychologiques (1843, t. II, p. 290). Une femme forcée de sevrer peu après ses couches est prise d'un engorgement du sein gauche ; il survient un abcès au sein droit. En outre, on la voit se livrer à des propos extravagants ou refuser de répondre. Depuis la veille, elle rit ou chante, tantôt des chansons obscènes, quand la religieuse est absente, tantôt des cantiques quand elle la voit reparaître ; elle querelle les autres malades ; elle fait en un mot toutes sortes d'extravagances. Elle est primipare et accouchée depuis trois semaines. La manie dont elle est atteinte a eu sans nul doute pour cause occasionnelle le sevrage prématuré et l'abcès mammaire.

Il est certain, comme Esquirol a soin de le dire, que le sevrage présentera plus de danger dans les classes pauvres que dans les classes élevées de la société où les femmes prennent des précautions et observent mieux les lois de l'hygiène ; les imprudences et les négligences seront donc moins à redouter chez celles-ci que chez les premières.

Quant à la fameuse théorie des *métastases laiteuses* si chères à Levret, Mauriceau, Puzos, Van Swieten, Boerhaave, Brandis, Swediaur, etc., elle est aujourd'hui complètement tombée en discrédit, et les vérifications anatomo-pathologiques l'ont réduite à néant : autant on en peut dire de la prétendue étiologie humorale qui voulait autrefois attribuer aux lochies une valeur qu'on a eu mille fois raison de leur dénier depuis. L'histoire de l'aliénation puerpérale ne doit absolument rien à ces hypothèses fantaisistes.

E. — Le refroidissement a un droit incontestable à une place parmi les causes occasionnelles, Esquirol y insiste : il veut que la nouvelle accouchée évite de s'exposer à l'air frais, qu'elle se garde des ablutions froides, en un mot qu'elle se prémunisse avec grande attention contre l'impression du froid ; c'est elle, raconte-t-il, qui chez dix de ses malades a causé la folie. On n'ignore pas, en effet, que les refroidissements périphériques déterminent souvent des congestions centrales ; or, la nouvelle accouchée devra d'autant plus redouter ces accidents qu'ils auront plus facilement prise sur elle, en raison de sa situation particulière.

Nous ne dirons rien des impressions sensorielles très-vives, si ce n'est que leur intensité même pourrait aboutir à une perception intellectuelle exagérée et partant être l'occasion d'un trouble mental, si le terrain est déjà bien préparé ; ce n'est pas, en effet, une de ces causes capables de déterminer, *vi propriâ*, l'aliénation mentale. Tout le monde connait l'histoire de cette malade que l'illustre médecin de Charenton nous montre devenue maniaque le lendemain de son accouchement après avoir arrosé son lit avec des liqueurs odoriférantes.

En somme, le résumé de ce chapitre tient dans ces deux formules : prédominance des causes morales ; rôle capital de la prédisposition héréditaire. Celle-ci nous reste à examiner spécialement.

CHAPITRE III.

HÉRÉDITÉ ET FOLIE PUERPÉRALE.

« L'hérédité imprime son cachet sur toutes les formes du dynamisme mental.... » Moreau (de Tours). *La Psychologie morbide*, p. 110.

S'il est une question importante en aliénation, c'est assurément l'arbre généalogique psychique de l'individu et des conditions mentales et corporelles de ses parents ; car nulle part plus que dans le domaine nerveux l'observation journalière ne montre combien notre constitution somatique et intellectuelle dépend de ces facteurs. Il arrive que l'influence psychopathique héréditaire ne se produit que par une prédisposition latente dont le résultat est une facilité individuelle beaucoup plus grande à être atteint par la maladie, en vertu de causes occasionnelles de médiocre valeur en elles-mêmes. D'autres fois la tache héréditaire se manifeste avec bien plus d'évidence, et déjà dans le bas âge fait sentir son influence par ces anomalies du développement qui entrainent à leur suite des bizarreries et des excentricités, des troubles du sens moral et du sentiment, un manque d'équilibre de l'intelligence qui s'exalte dans telle direction et reste pauvre dans telle autre, et enfin des anomalies du tempérament, des penchants et des instincts (1).

Pour connaître donc les conditions pathologiques intrin-

(1) Consulter l'ouvrage de Krafft-Ebing sur la responsabilité criminelle.

sèques dans lesquelles se trouve un individu, il faut, selon les paroles de Lorin (1) l'*étudier dans ses ancêtres.*

Il n'est pas nécessaire d'ailleurs que la maladie des parents soit exactement reproduite chez les enfants, et ce serait assurément rester en dehors de la vérité clinique que de rechercher dans l'identité seule la preuve de l'hérédité ; mais il suffit que la descendance soit douée d'une prédisposition organique malheureuse qui devienne le point de départ de transformations pathologiques dont l'enchaînement et la dépendance réciproque produisent de nouvelles entités maladives, soit de l'ordre moral et parfois des deux ordres réunis. Nous entendons parler, on le voit, de ce genre d'hérédité qui implique la transformation des maladies, cette manière de l'envisager devant jeter un jour tout nouveau sur la question relative aux *causes prédisposantes* de la folie.

Il n'est aucun cas de cette maladie, il en est du moins infiniment peu dont on ne puisse faire remonter l'origine à l'hérédité ainsi comprise (2). Sans doute il nous serait difficile d'appuyer nos assertions sur de nombreuses observations personnelles en ce qui concerne la folie puerpérale, voire les autres genres d'aliénation mentale; comment en effet donner à ces observations une valeur réellement scientifique et en tirer des inductions sérieuses s'il faut les faire reposer sur des renseignements commémoratifs absents ou incomplets et incapables d'aboutir à autre chose qu'à une hypothèse étiologique? Or, dans les établissements publics, bien des malades ne sont pas visités, ou, si leurs parents viennent les voir, en dehors

(1) Marc Lorin. Aperçu général de l'hérédité et de ses lois. Paris, 1875.

(2) Moreau (de Tours). Op. cit., p. 150. Ce remarquable ouvrage est à lire en entier.

des difficultés qu'on éprouve à leur faire subir une sorte d'interrogatoire sur leurs antécédents pathologiques, il arrive souvent que leur bonne volonté les sert mal et qu'il ne reste de l'entretien aucun fait d'une réelle exactitude.

En admettant qu'à force d'instances on puisse obtenir l'aveu de cas d'aliénation dans la famille, serait-on compris si on essayait de s'informer des prédispositions qui ne se sont pas révélées par un trouble mental ?

Autrement simple est sous ce rapport la tâche des médecins aliénistes qui dirigent des établissements privés ; leurs relations avec les familles leur permettent dans l'immense majorité des cas de connaître d'une manière positive les antécédents psychiques des malades, les premiers symptômes de la vésanie, ses causes présumées, le mode de transmission héréditaire : aussi leurs affirmations catégoriques sont-elles d'un grand poids.

Nous nous rappelons que M. le Dr Blanche exprimait un jour en notre présence cette opinion, que pour lui *toutes les folies* à un degré plus ou moins proche étaient héréditaires ; il est inutile de faire observer que les types *primitifs* de folies par intoxication (alcool, opium, hachisch, ergot, plomb, mercure, phosphore, miasmes telluriques, paludéens etc.) ont pleinement droit à l'exception. Si au cours de leur intoxication les individus forment souche, leurs descendants rentrent dans la catégorie commune.

Le Dr Campagne (1) qui s'est appliqué à développer ce principe que *sans prédisposition il n'y avait pas de folie*, a étudié avec soin les causes qui peuvent donner lieu à la

(1) Campagne. Quelques considérations sur la prédisposition à l'aliénation mentale. Thèse de Montpellier, 1854.

prédisposition acquise et fait remarquer que souvent, dans cette sorte de prédisposition, la dernière cause prédisposante est à la fois prédisposante et occasionnelle. Elle est prédisposante en ce sens qu'elle agit comme toutes les causes qui l'ont précédée dans le but de préparer l'individu et de le rendre apte à devenir aliéné. Elle est occasionnelle, en ce sens qu'elle met en jeu une prédisposition qui jusqu'alors n'avait pas été assez puissante pour faire éclore la folie.

A côté de cette folie par prédisposition acquise qui, bon gré mal gré, ne peut se passer des conditions d'origine auxquelles appartiennent les droits de priorité, admettons inversement que certaines maladies héréditaires, comme l'indique Marc Lorin, ne se transmettent qu'autant que le permettent la loi inconnue qui préside aux combinaisons biologiques dans la génération, et l'action modificatrice des milieux.

S'il se rencontre des cas où la névrose n'atteint pas le descendant malgré les plus formels indices d'une hérédité évidente, il s'en présente aussi d'autres où la prédisposition héréditaire est tellement développée que la maladie se déclare malgré les favorables influences d'une bonne prophylaxie. Cette prédisposition à effets si inconstants a été justement et fort heureusement appelée par M. le professeur Lasègue « *une incubation à échéance indéfinie.* »

D'après la doctrine hippocratique sur l'hérédité des maladies, il faut en effet admettre qu'elles peuvent rester à l'état latent pendant diverses périodes d'évolution de l'individu, puis éclater à un moment imprévu : ce sera en aliénation féminine la folie qui apparaitra par exemple à l'époque de la puberté, qui sera déterminée par l'accouchement ou la lactation, ou dont la ménopause elle-même à un âge déjà si éloigné de l'origine, pourra être la cause occasionnelle.

Cette incubation est parfois de si longue durée que les enfants sont frappés de la maladie avant que les parents eux-mêmes en aient ressenti l'atteinte ; rien n'est plus curieux à notre avis que ces caprices fonctionnels chez plusieurs individus d'une même famille, et rien de mieux confirmé par les nombreux observateurs qui ont étudié la question. On a signalé des transmissions héréditaires sautant une génération, et, à côté de l'immunité dont jouissaient dans ces cas les descendants directs, on a vu la folie naître d'éléments collatéraux.

Quant au rapport établi entre la folie et d'autres maladies qui ne seraient pas des affections nerveuses proprement dites, telles que phthisie, cancer, etc., il a donné lieu à bien des controverses et aujourd'hui encore la question est loin d'être jugée.

D'un côté, nous voyons Moreau (de Tours) croire que certains germes peuvent, se transmettant dans les familles, se manifester sous des formes différentes, la phthisie devenir de l'aliénation mentale, et réciproquement, par cette migration, l'aliénation mentale se transformer en phthisie ; Piorry (1) affirmer que « certaines affections peuvent se transporter des pères aux enfants sous une nouvelle forme» ; le Dr Clouston admettre « que la folie a de la tendance à éclater chez plus d'un membre d'une famille où il y a prédisposition à la phthisie »; enfin le Dr Paul Moreau (2) conclure par cet aphorisme: « la phthisie chez les parents peut, en vertu de la loi d'hérédité transformée, disparaître

(1) Piorry. Thèse de concours pour le professorat.

(2) Paul Moreau. Des rapports de la phthisie pulmonaire avec l'aliénation mentale. Progrès médical, 10 mars 1877, p. 196.

chez les enfants et être remplacée par une affection mentale ou nerveuse. »

De l'autre côté, Morel oppose l'objection qu'à ce point de vue il n'y aurait plus d'aliénation mentale qui ne se rattacherait par le côté héréditaire à des affections antérieures des ascendants, et Cerise (1) s'exprime ainsi : « une perversion organique ne peut engendrer indifféremment toutes sortes de maladies. Nous avons une méthode en histoire naturelle, on n'y comprend pas la transmission d'un genre à un autre. Je comprends qu'on dise que les affections nerveuses constituant une famille se transforment et se transmettent ainsi transformées... Mais de ce qu'on a constaté la phthisie, la scrofule, ou le rhumatisme chez les ascendants de certains aliénés; il ne faut pas se hâter de conclure à une transmission héréditaire. »

Ainsi pour les premiers toutes les diathèses peuvent faire souche de névropathies (2); pour les seconds les transmissions pathologiques ne peuvent se faire d'un genre à l'autre.

Nous n'avons pas, on le conçoit, la prétention ni seulement l'idée de résoudre le problème, mais nous usons de notre droit en déclarant que la première opinion nous parait être du nombre de celles qui font leur chemin, et sa hardiesse même ne nous en éloigne pas ; d'ailleurs elle n'est pas née d'une théorie purement spéculative, mais elle s'appuie déjà sur une assez grande quantité de faits, et nous espérons bien voir l'expérience clinique confirmer pleinement les prévisions des chercheurs laborieux qui essaient de lui faire prendre rang parmi les vérités scientifiques.

(1) Cerise. Société médico-psych., séance du 29 juin 1857.

(2) C'est aussi l'opinion des docteurs H. Maudsley, Lugol, Shrœder, van der Kolk.

N'est-ce pas sous l'empire d'une conviction semblable que le Dr Trélat démontrait expérimentalement que l'hérédité de la folie était beaucoup plus commune qu'on ne l'avait cru jusqu'à présent ; qu'elle se rencontrait dans une foule de cas où nos devanciers ne songeaient nullement à l'aller chercher?

« L'hérédité, dit le Dr Renaudin (1), joue dans l'évolution de l'aliénation mentale un rôle qui est bien mieux apprécié aujourd'hui, et qui, peut-être même, est plus important qu'il ne l'a été dans aucune autre époque. Ce n'est pas de prime saut que l'aliénation mentale en devient ordinairement le produit, et souvent deux ou trois générations passent par les modifications protéiformes des diverses névroses avant d'arriver à ce résultat final... Les conditions de causalité se multiplient avec le temps ; et, si cette prédisposition particulière est rarement suffisante pour que les diverses formes de folie en résultent spontanément on comprend aisément que les conditions du milieu, que les événements fortuits et toutes les causes occasionnelles, dont nous n'avons pas à faire ici l'énumération, exercent une influence d'autant plus grande que le milieu est préparé par des causes antérieures ayant plus ou moins modifié l'idiosyncrasie physique et morale. »

En réalité dans l'immense majorité des cas les maladies mentales, comme les affections purement nerveuses, ne sont que le développement naturel d'un principe morbide déposé par la transmission héréditaire dans la constitution d'un individu.

Si tout ce que nous avons précédemment écrit peut s'appliquer à la folie puerpérale, comme aux autres genres d'aliénation, sauf quelques points d'étiologie spéciale qui

(1) Renaudin. Observations sur les recherches statistiques relatives à l'aliénation mentale. Ann. médico-psych., n° de juillet 1857.

méritent de rester dans le cadre où nous l'avons placée, que devra-t-on penser de l'influence du *tempérament nerveux* qui, avec son cortége d'anomalies extraordinaires dans la sphère de la sensibilité morale et des fonctions intellectuelles, est presque constamment le résultat d'une transmission héréditaire ou tout au moins d'une éducation vicieuse ; et cette éducation vicieuse elle-même n'est-ce point à elle en somme que revient de droit le titre *d'hérédité des habitudes*, comme l'appelle Marc Lorin ? Il n'est pas jusqu'aux instincts qui ne participent à cette modification artificielle, et Darwin a prouvé d'une façon victorieuse qu'ils peuvent s'acquérir ou se perdre, varier ou se maintenir : leur prétendue invariabilité n'est donc qu'une fiction.

Or, c'est ce tempérament, que Sandras appelait l'état nerveux qui, d'après Chomel, prédispose particulièrement à l'hystérie, à l'hypochondrie, aux convulsions, aux troubles des sensations et des facultés mentales, à la mélancolie, à la manie... : c'est lui qui dans les cas d'hérédité se transforme si facilement en aliénation mentale sous l'influence de la moindre cause intercurrente, soit de l'ordre physique, soit de l'ordre moral.

N'est-ce donc pas chez la femme principalement qu'on le rencontre à chaque instant ce déplorable état nerveux (*diathesis nervosa de Willis*), inépuisable source d'un si grand nombre de névropathies ? Il est comme la période d'incubation de la folie, et s'il se trouve des personnes qui aient le bonheur de ne pas franchir la ligne de démarcation, combien ne s'en trouvera-t-il pas qui (pour prendre les exemples parmi les nouvelles accouchées), iront grossir le chiffre des victimes de la folie, à l'occasion d'une parturition douloureuse, d'une hémorrhagie grave, d'une vive émotion !...

Ainsi les différentes névroses, depuis ce qu'on est convenu d'appeler *exagération du tempérament nerveux, excitabilité nerveuse,* jusqu'à la folie proprement dite, constituent une famille dont les produits pathologiques divers ont entre eux des rapports directs.

Partant de cette idée mise en relief par Morel, que toutes les folies à base hystérique, épileptique et hypocondriaque ne sont que des *névroses transformées,* nous essaierons maintenant d'aborder une entité pathologique qui, pour délimitée qu'elle paraisse, n'en présente pas moins une multiplicité de symptômes telle, qu'elle mérite bien le nom de *protéiforme* (1) donné par Cerise à la névropathie vague et erratique qui tient sous sa dépendance le système nerveux tout entier.

La *névrose hystérique*, résultat fréquent de la prédominance du tempérament nerveux chez les ascendants, est une forme héréditaire qui expose la femme aux plus grands dangers dans les conditions spéciales d'émotivité douloureuse où la parturition ne manque pas de la placer ; et il n'est malheureusement pas très-rare, malgré l'espoir fondé sur le mariage par certains médecins, de voir la manie éclater au premier accouchement.

M. le docteur Blanche nous a raconté le fait suivant : Un éminent et regretté praticien, professeur à la Faculté, donnait des soins à une jeune fille d'une grande surexcitabilité nerveuse, et sujette à des crises hystériformes. On briguait son alliance de divers côtés, les instances étaient vives, et la famille, sur le point de consentir au mariage, voulut prendre avis du médecin, confiante en son savoir et son expérience, et parfaitement résolue à se conformer à sa décision. La réponse fut celle que sans doute la jeune

(1) Innumera accidentia sub se comprehendit, a dit Galien.

fille devait bien souhaiter : le médecin était convaincu que non-seulement le mariage n'était pas contre-indiqué, mais encore qu'il pouvait être très-avantageux. La chose fut aussitôt faite que dite... Mais, hélas ! au bout d'un an la jeune femme devenait maniaque après son accouchement, et la guérison n'a jamais pu être obtenue : la manie est devenue chronique puis s'est transformée en démence.

Ce fait malheureux n'est assurément pas imputable au praticien, certes il n'en manque pas d'autres absolument contraires ; mais il prouve du moins à quelle prudente réserve on est tenu dans des cas semblables, et combien il faut redouter cette prédisposition névropathique qui pousse maintes fois sur la pente de l'aliénation.

L'hystérie entraîne avec elle presque toujours une certaine modification de la sensibilité, une émotivité très-grande, et un état symptomatologique qui ressemble beaucoup à celui de la constitution nerveuse telle que la dépeint Griesinger. « Le tempérament hystérique, dit le docteur Conolly (1), a présenté dans tous les temps un curieux sujet d'étude et d'observation. La moindre chose agite les malades, la sensibilité est exagérée. On dirait qu'une sorte d'influence erratique (*some erratic influence*) se dirige vers toutes les parties du cerveau, vers les dernières ramifications nerveuses, et y développe une grande énergie maladive. Comment expliquer autrement ces innombrables caprices de l'esprit et l'infinité des situations pénibles que ressent l'organisme dans cet état morbide ? Celui qui veut étudier l'hystérie dans ses nombreuses ramifications avec une foule d'états pathologiques n'a pas

(1) Conolly. The Croonian Lectures, delivered at the Royal College of physicians. London, 1849.

affaire à une seule maladie, mais à un cortége tout entier de maladies. »

Ainsi, pour terminer ces considérations, qu'on veuille bien, sans remonter aux ascendants éloignés, prendre un exemple semblable à celui dont nous avons fait le récit, et on saisira de suite combien il est plus conforme à la saine clinique de croire à la transformation des maladies, qu'à la doctrine étroite de l'hérédité admise uniquement dans sa transmission similaire. C'est une de nos malades qui va être en scène.

Obs. VIII. — La femme R..., 27 ans, sage-femme, entre le 22 novembre 1876 à l'asile de Vaucluse. Nous trouvons dans son dossier un certificat d'admission de M. Legrand du Saulle, conçu en ces termes : « Folie hystérique ; convulsions anciennes; excitation maniaque ; divagations incohérentes ; quelquefois idées confuses de persécution. Insomnie ; mobilité excessive ; peu de suite dans les idées. » A l'arrivée de la malade, l'état mental ne permet pas à M. le docteur Billod, médecin en chef, de statuer immédiatement ; une observation approfondie est nécessaire.

Nous avons la bonne fortune de recueillir des renseignements sur le compte de R... pour servir à l'histoire de sa *névrosité* :

Sa mère était nerveuse, selon sa propre expression, impressionnable à l'excès, d'une grande irritabilité, mais n'a jamais été aliénée. Nous connaissons déjà le germe qui devra reproduire l'aptitude névropathique ; quant à l'alliage résultant de la combinaison du germe masculin avec le précédent il pourra amoindrir cette aptitude ou la laisser telle, ou enfin concourir pour une part égale à sa création.

L'enfant naît, la transmission héréditaire est effectuée,

l'élément maternel domine, il y a névrose ; et cette névrose, elle ne tarde pas à se manifester par des convulsions. Cette période passe, les années s'écoulent, on remarque un caractère fantasque et irascible, de l'affectation, un sentimentalisme exagéré ; le mot de bizarrerie est prononcé dans l'entourage de l'enfant. Les règles s'établissent vers quinze ans, non sans difficulté, et s'accompagnent de phénomènes nerveux tels que migraine, anomalies dans les fonctions digestives, privation de sommeil, alternatives de tristesse et de gaîté excessives, etc., puis, vers la seizième année, brusque apparition des crises hystériformes ; la première est marquée par une suppression des menstrues qui dure deux mois et demi.

Mais passons : R... se marie le 9 novembre 1872. Son état mental n'est aucunement modifié ; elle est excentrique, mobile, accessible aux plus légères émotions ; elle a des insomnies. Les attaques d'hystérie ne se sont pas renouvelées. Après le premier accouchement, délire passager qui ne laisse pas de traces ; la convalescence est rapide, la sécrétion mammaire s'établit sans complication, rien d'anormal à l'époque du retour des couches.

Son deuxième enfant vient d'être sevré ; l'allaitement l'a profondément épuisée ; elle est pâle, a le teint anémique, les fatigues de sa profession ont altéré sa santé : les premiers symptômes d'aliénation ont suivi immédiatement le sevrage. Il y a en ce moment de l'agitation maniaque ; elle voulait se jeter par la fenêtre, levait son enfant pendant la nuit, puis manifestait le désir de le noyer. Idées de persécution, idées de suicide ; hallucinations de l'ouïe ; prédictions sinistres faites à son mari ; incohérence ; loquacité. Le délire n'a duré que peu de jours, car nous n'avons pu l'observer ici où elle est arrivée dans un état déjà fort marqué d'amélioration : elle a eu une attitude plutôt mélancolique ; souvent elle paraissait s'abandonner à la rêverie et son ouvrage s'échappait de ses mains. Bien que sa conversation ne fut pas extraordinaire ni dépourvue de sens, il y avait dans toute sa personne un je ne sais quoi d'étrange qui rappelle assez l'impression que vous font les « *héréditaires.* »

Quoi qu'il en soit, R... est sortie guérie le 18 février 1877. Sans vouloir être prophète de malheur, nous sommes convaincu que dans un délai impossible à fixer, cette femme retombera malade. —

Notre malade M... (obs. IV) avait un père ivrogne, et nous croyons très-fermement à l'hérédité alcoolique chez elle, ce qui du reste ne nous empêche point de reconnaître à son hémorrhagie abondante et à sa vive contrariété leur rôle de causes déterminantes.

Obs. IX.— Enfin nous avons observé une malade entrée le 28 septembre 1876 et malheureusement évadée quelques jours après, la femme E..., 24 ans, journalière, devenue lypémaniaque pendant l'*allaitement*; très-manifestement hystérique, elle a eu plusieurs crises violentes. Nous avons eu le regret de ne pouvoir nous renseigner sur ses antécédents ; personne n'est venue la voir. Pour elle, oisive, apathique, indifférente, elle oppose un mutisme obstiné aux tentatives de conversation que nous renouvelons à plusieurs reprises : parfois les yeux deviennent brillants, le teint se colore, la face est comme vultueuse, la respiration haletante, la physionomie exprime un état de souffrance.. ; c'est le prélude d'une crise hystériforme à laquelle succède bientôt l'abattement ainsi qu'une demi-résolution musculaire.

Nul doute que la transmission héréditaire ne puisse

être invoquée dans ce cas intéressant ; nul doute également (et nous n'en voulons pour preuve que la forme dépressive de cette folie) que la cause occasionnelle n'ait été l'état puerpéral, l'allaitement.

Depuis son évasion, nous sommes resté sans nouvelles de cette malade.—

Esquirol, en établissant justement que les femmes succombent à des causes de folie qui sont propres à leur sexe n'a pas omis de remarquer la constance presque absolue de la complication hystérique, ce qui donne un grand poids à l'opinion des auteurs qui voient dans l'extrême surexcitabilité nerveuse, dont tant de femmes sont affligées, non-seulement le fait d'une indéniable transmission héréditaire, mais encore une aptitude toute spéciale aux névropathies en voie d'évolution progressive : on sait, en effet, l'infinie variété de formes par laquelle se produisent les lésions des appareils nerveux, depuis les symptômes les moins graves, les plus fugitifs, jusqu'aux plus intenses. Il est donc d'une prudence élémentaire, suivant le conseil de Briquet (1) de suivre de fort près, pendant et après la parturition des femmes hystériques, celles qui ont des aliénés dans leur famille ; le médecin prévenu sera du moins en mesure de combattre aussitôt les symptômes congestifs par de promptes émissions sanguines, et évitera, en restant dans l'expectative, de permettre « ainsi au sang de se fixer définitivement dans les capillaires du cerveau. »

L'accoucheur se souviendra que la névrose ou que la prédisposition héréditaire est là qui menace la nouvelle accouchée, et que l'aliénation mentale peut devenir la déplorable réalisation de cette menace contre laquelle il doit mettre tout en œuvre pour la protéger.

(1) Briquiet. Traité clinique et thérapeutique de l'hystérie. Paris, 1859.

Les statistiques suivantes tout imparfaites qu'aient dû les rendre les moyens d'investigation dont on dispose dans les asiles publics, donnent cependant une idée de l'influence considérable exercée sur les folies puerpérales par l'hérédité : à Berlin comme à la Salpétrière on l'a constatée dans une très-grande proportion. Esquirol, sur 28 cas, note 10 fois la diathèse psychopathique ; James Reid à Bethlem 45 fois sur 111 cas, John Webster, à Bethlem également, 51 sur 131 ; Macdonald à l'asile de Bloomingdale (près New-York) 19 sur 66 ; Weill à Stephansfeld, 14 sur 30 ; Marcé, 24 sur 56 ; Robert Boyd, à Sommerset 13 sur 63. De notre côté nos recherches, d'ailleurs forcément incomplètes, ont abouti aux résultats que nous allons dire :

D..., 33 ans. Père mélancolique ; cousine germaine aliénée ; frère excentrique.

G..., 39 ans. Un de ses frères a été deux fois à Bicètre.

M..., 21 ans. Père alcoolique, d'une intelligence bornée.

R..., 27 ans. Etat nerveux fort accentué de la mère.

Soit quatre cas sur dix où se retrouve la prédisposition héréditaire : chez deux malades, il y a donc eu transmission pure et simple de la folie des ascendants ou collatéraux aux descendants ; chez les deux autres la névrose a progressivement évolué jusqu'à sa transformation en aliénation mentale.

Nous ne pouvons passer sous silence ce qui dans la folie puerpérale a trait à l'hérédité similaire dans laquelle la même perturbation fonctionnelle, qui chez les ascendants a fait éclater le délire, amène chez les descendants des troubles intellectuels identiques.

C'est encore aux fonctions génératrices de la femme que va incomber cette nouvelle responsabilité.

Soit que l'attention des aliénistes n'ait pas été attirée

vers les cas spéciaux dont nous nous occupons exclusivement, soit qu'en réalité ils ne se présentent qu'exceptionnellement, nous n'avons réussi qu'à découvrir un seul exemple de folie héréditaire à évolution similaire. Il s'agit d'une femme qui devint lypémaniaque après son accouchement, sa mère ayant éprouvé exactement le même trouble mental quand elle la mit au monde : nous renvoyons le lecteur à cette curieuse observation beaucoup trop longue pour être reproduite ici (1).

Un seul mot du pronostic : de l'avis de tous les auteurs la prédisposition héréditaire si influente au moment où se déclare l'aliénation, ne met pas obstacle au rétablissement de la raison.

Conclusion, qui d'ailleurs vise les femmes, à quelque période physiologique qu'on les veuille envisager, et non pas seulement à l'état puerpéral : redouter l'aptitude névropathique, redouter l'hérédité psychopathique surtout aux époques de suractivité utérine (2).

(1) Griesinger. Op. cit., obs. XXVIII, p. 311. Mende, in Henke Zeitschr. fur 1821.

(2) Consulter pour l'Hérédité les ouvrages suivants :

Gaussail. — De l'influence de l'hérédité sur la production de la surexcitation nerveuse. Paris, 1857.

Lucas. — Traité physiologique et philosophique de l'hérédité naturelle dans les états de santé et de maladie du système nerveux. Paris, 1847.

Morel. — Traité des dégénérescences. Paris, 1857.

Baillarger et Moreau. — Recherches sur l'hérédité.

Luys. — Des maladies héréditaires. Thèse de concours, 1860.

Th. Ribot. — Thèse pour le doctorat ès lettres. — Lire son livre sur la psychologie anglaise contemporaine où se trouvent présentés les travaux de Herber Spencer et de Georges Lewes.

CHAPITRE IV.

CONSIDÉRATIONS MÉDICO-LÉGALES SUR LA FOLIE TRANSITOIRE DES NOUVELLES ACCOUCHÉES.

Esquirol dans son chapitre V parle « du délire passager de ces femmes qui, dans leur *frénésie*, tuent l'enfant qu'elles viennent de mettre au jour. » Marcé en a réuni un bon nombre d'exemples authentiques et signale les difficultés extrêmes auxquelles le caractère transitoire de ce délire peut donner lieu en médecine légale. Nous ne pouvions manquer d'être frappé de l'importance de ces observations, et, sans songer même à nous prononcer sur une question qui mérite d'être livrée aux méditations des jurisconsultes, nous avons tenu à faire connaître au moins le résultat de nos recherches et à résumer brièvement l'opinion des auteurs.

Disons de suite que, malgré la grande autorité du savant professeur Tardieu, nous ne pouvons nous ranger à son avis, d'ailleurs opposé à celui de tous les médecins aliénistes qui ont eu à apprécier des faits de ce genre, et ont appuyé leur jugement sur la solidité de leurs connaissances spéciales et l'expérience exceptionnelle d'une longue pratique mentale.

Nous laissons la parole au professeur Tardieu (1) : « il n'est pas à ma connaissance un seul cas probant et authentique, qui démontre que sous l'influence des dou-

(1) Tardieu. Etude médico-légale sur la folie, p. 180. Paris, 1872. Voir aussi l'Etude médico-légale sur l'infanticide, Paris, 1868 (du même auteur.)

leurs de l'enfantement une femme ait été saisie d'une fureur homicide transitoire, non plus que d'une impulsion instinctive qui l'ait conduite, sans qu'elle en ait conscience, à tuer son enfant. Les seuls faits que donnent en exemples les écrivains aliénistes, à qui il a manqué pour les bien juger l'expérience que donne seule la pratique de la médecine légale et des débats criminels en matière d'infanticide, ces faits sont relatifs au meurtre d'enfants nouveau-nés tués dans les conditions ordinaires, c'est-à-dire peu de temps après la naissance, par des femmes pour lesquelles on invoque l'excuse banale de la folie. » Et plus loin, l'éminent médecin légiste réfutant les affirmations d'Esquirol, Marcé, Boileau de Castelnau, dit ironiquement : « c'est avec des matériaux de cette sorte que l'on a prétendu édifier cette conception mal venue que l'on a nommée la folie transitoire ». N'est-ce pas juger avec une sévérité excessive l'opinion d'observateurs aussi distingués et qui ont, en somme, fait de l'aliénation mentale l'objet constant de leurs études.

Legrand du Saulle (1) est du même camp ; après avoir résumé en quelques lignes, et à un point de vue général, les opinions des auteurs sur la manie transitoire, afin, dit-il, de rester fidèle à son programme de vulgarisation scientifique, il déclare que les cas prétendus de manie transitoire observés par lui rentraient cliniquement dans l'épilepsie.

Il est permis de croire que c'est beaucoup exagérer l'important rôle de l'épilepsie ; aussi, malgré notre admiration pour les ingénieux travaux de l'auteur sur l'épilepsie, l'épilepsie larvée surtout si intéressante, nous hésitons

(1) Legrand du Saulle. Traité de médecine légale, pp. 342, 750, 787. Paris, 1874.

encore à admettre que cette névrose suffise à donner l'explication de la « monomanie homicide, de la folie instantanée et de l'aliénation transitoire, périodique, rémittente, instinctive ou impulsive, » comme le médecin de Bicêtre le déclare avec un audacieux absolutisme. Ainsi voilà disparues, pense-t-il, les vésanies de circonstance... La conclusion est peut-être prématurée.

Pour lui par conséquent « quand une mère folle commet l'infanticide, elle n'est point atteinte d'un délire instantané, durant juste le temps de tuer son enfant, délire admis par Marcé. »

A cette doctrine nous allons maintenant opposer celle qui enseigne que la manie peut éclater inopinément et sous forme de délire transitoire pendant le travail de l'enfantement, tout en maintenant ce principe salutaire que si la justice n'a point à punir certains faits commis sans liberté morale, elle ne doit pas d'autre part leur accorder une trop facile impunité.

Il n'est pas un médecin aliéniste qui n'ait examiné de près cette question ardue, si difficile à trancher, persuadé, comme le disent formellement Hélie et Chauveau, que « c'est à la science que la justice doit demander des lumières pour ne pas égarer ses décisions ».

Nous suivrons l'ordre historique dans cette rapide exposition : Marc (1) dans son chapitre XVII, tout entier consacré à la folie transitoire ou passagère, comprend sous ce titre « tout désordre mental qui, se manifestant soudainement, disparaît en peu de temps » ; il ne se fait pas illusion d'ailleurs sur les difficultés du diagnostic dans ces cas où l'affection se produit presque immédiatement avant l'exécution de l'acte et cesse aussitôt après.

(1) Marc. Op. cit., t. II, ch. XVII, p. 473.

Il cite (obs. 203) l'exemple d'une femme, âgée de vingt-sept ans, mère de trois enfants dont elle allaitait encore le plus jeune, qui se lève le 15 novembre de meilleure heure qu'à l'ordinaire, s'habille en partie, ouvre et ferme plusieurs fois une fenêtre avec violence, puis s'emparant d'un grand couteau s'approche du lit où dort le plus jeune de ses enfants; son mari lui demandant ce qu'elle va faire, elle répond que s'attendant à tout moment à mourir, elle ne veut pas laisser son enfant seul au monde. Cette femme a l'air farouche, sa face est rouge, sa langue chargée ; son pouls n'est ni plein, ni fréquent. Ses seins sont gonflés par le lait ; elle a le regard anxieux. Il y a de l'incohérence et du trouble dans ses réponses, elle ne parle que de sa mort prochaine. Le lendemain retour complet de la raison ; souvenir très-confus des événements de la veille.

Le trouble intellectuel peut revêtir tous les caractères de la manie suraiguë où les malades n'ont nullement conscience de leur état, où les actions et les paroles sont d'une égale incohérence ; c'est le cas le plus ordinaire, c'est aussi celui qui entraîne légalement avec lui l'irresponsabilité comme étant privé d'une manière absolue des deux conditions fondamentales du libre arbitre : *libertas judicii, libertas concilii.* La malade est en effet aussi incapable d'apprécier la nature et les conséquences de l'acte, que de choisir entre l'action et la non-action.

Boileau de Castelnau (1) a écrit deux articles sur « la folie instantanée, considérée au point de vue médico-judiciaire.» Dans sa conviction, le sujet est porté, sous l'influence d'une lésion subite de sa volonté, à des actes automatiques qu'aucun antérieur n'a pu faire prévoir. Il cite, à l'appui de ses idées, les paroles d'un jurisconsulte célèbre

(1) Boileau de Castelnau. De la folie considérée au point de vue médico-judiciaire. Ann. médico-psych., 1851, pp. 307 et 479.

reconnaissant la réalité de la folie instantanée : « Il est des fous, dit Bellard, que la nature a condamnés à la perte éternelle de la raison, et d'autres qui ne la perdent qu'instantanément par l'effet d'une grande douleur, d'une grande surprise ou de toute autre cause pareille. »

C'est dans cette première étude du savant médecin de Nîmes que se trouve relatée l'observation publiée par le Dr Michu dans les *Annales d'hygiène* (t. XVI, p. 144) :

Obs. X. — Une femme de la campagne, accouchée depuis dix jours de son premier enfant, se sent soudain prise du désir de l'égorger, et fixe un instant sur lui des regards menaçants. Cette idée la fait frémir, et elle sort aussitôt pour se soustraire à ce funeste penchant. Rentrée chez elle, elle éprouve la même impression et est obligée de s'éloigner de nouveau. Enfin elle est délivrée de cette affreuse pensée, et fait alors connaître le secret de ses agitations. —

Ici, on le voit, la liberté morale, déjà atteinte dans son intégrité, doit à la volonté restée saine de n'être pas détruite ; l'impulsion brusque est dominée, la responsabilité existe.

Obs. XI. — Nos lecteurs connaissent l'observation de cette jeune fille qui accouche clandestinement, après avoir caché sa grossesse à sa famille, s'arme d'un couteau, mutile son enfant, d'une façon horrible, et cache sous la paillasse de son lit les débris ensanglantés. Les traces du crime sont évidentes, elle ne cherche point à les faire disparaître ; accusée, elle nie d'abord, puis fait l'aveu de son crime, et l'attribue au chagrin du délaissement. Deux influences sont en cause : hérédité, état puerpéral. Boileau de Castelnau conclut à l'impossibilité du libre exercice des facultés affectives et intellectuelles; Tardieu n'admet pas la folie.

La prédisposition héréditaire et l'état physiologique spécial compliqué d'une situation morale profondément triste sont cependant deux considérations d'un bien puissant intérêt, au point de vue de l'accès d'aliénation, quoique certains signes de valeur aient fait défaut et mis l'expert dans une difficile alternative.

Certes, la tâche est souvent pénible et laborieuse, et il n'est assurément pas de matière plus délicate et plus controversable que l'appréciation de l'état mental; aussi dans ces graves circonstances, le médecin, afin de remplir son mandat à la satisfaction de la justice, doit se faire une loi de ne rien laisser à l'imprévu et de n'aventurer aucune résolution téméraire ou précipitée. Mieux vaut encore, selon le conseil de Linas, se retrancher derrière une prudente réserve ou demander un délai, plutôt que de compromettre son crédit scientifique et les intérêts qu'on tient en main par des réponses irréfléchies ou intempestives. Il faut creuser le sujet à fond, l'explorer sous toutes ses faces, ne négliger aucun moyen de recherche, ne dédaigner aucune voie d'observation.

Nous avons mentionné plus haut l'opinion de Marcé, si compétent en matière de folie puerpérale, opinion très-vivement combattue par Tardieu ; cet observateur distingué a été témoin de cas où le travail de l'accouchement, par les vives douleurs qui l'accompagnent, par l'ébranlement profond qu'il imprime au système nerveux, avait déterminé un accès passager de manie ; et, dans certains cas d'infanticide, il explique par ce délire momentané, les violences exercées par la mère sur l'enfant qui vient de naître. Du reste, on ne peut vraiment l'accuser d'être trop affirmatif, quand il prend le soin de dire que « si ces faits peuvent se rencontrer, ils sont infiniment rares, et, dans la pratique, il faut une réunion de circonstances bien probantes pour arriver à démontrer qu'il a existé, au moment de l'accouchement, un accès passager d'aliénation mentale. »

L'autorité très-grande du professeur Griesinger vient encore ajouter à la solidité de la doctrine des aliénistes sur la manie transitoire ; il s'exprime ainsi : « Pendant l'acte même de l'accouchement, il survient quelquefois une grande agitation et des acccès de manie ; on a même vu des cas où chaque douleur était accompagnée d'un violent accès de fureur. Ces phénomènes d'aliénation sont le résultat de la douleur, de la surexcitation très-vive de tout le système nerveux, et aussi d'états congestifs évidents ; ils se manifestent parfois encore, par une haine profonde de la mère pour son enfant (il lui arrive même de le tuer); ces accès ne durent pas plus de quelques heures ou un jour, et méritent toute l'attention du médecin, surtout au point de vue médico-légal » (1).

Lorsque se produisent soudain ces obscurcissements de la conscience que rien ne semblait faire prévoir, il est habituel d'observer des accès d'anxiété profonde, avec hallucinations effrayantes, pendant lesquels la malade accomplit les plus redoutables violences, ce qui prouve que si les symptômes sont ceux de la manie, sous le rapport des motifs psychologiques, il est impossible de ne pas reconnaître l'explosion de l'angoisse mélancolique.

Enfin Morel, Linas (2) et Dagonet (3) sont aussi les partisans convaincus de l'opinion que nous serions heureux de faire prévaloir ici. Le médecin de Sainte-Anne rappelle un cas de folie transitoire (paraphrosyne) cité par Klug de Berlin :

(1) Griesinger. Op. cit., p. 499.
(2) Linas. Art. MANIE du Dict. des sciences médicales, p. 524.
(3) Dagonet. Op. cit., p. 242.

« Une paysanne admise à l'hôpital, fut prise, à la suite d'un accouchement laborieux, d'une agitation extrêmement violente, au point qu'elle cherchait aussitôt après avoir accouché, à saisir son enfant pour l'étrangler. Cet état d'agitation dura quatre heures environ, puis elle se remit tout à coup comme si elle sortait d'un rêve, demandant à la gardienne des explications sur ce qui s'était passé. »

Il est effrayant de songer que cette malheureuse femme pouvait accoucher seule, tuer son enfant, et probablement être rendue responsable de ce meurtre devant la justice, à moins qu'un médecin aliéniste, prévenu de la possibilité de ces délires subits et de ces actes inconscients, ne parvint à établir la non-culpabilité.

A l'appui de la thèse soutenue par Bertherand au sujet de la folie passagère des nouvelles accouchées et dont nous avons déjà à plusieurs reprises entretenu le lecteur, M. Gaucher rapporte une observation très-intéressante au point de vue médico-légal (1) :

Obs. XII. — La jeune femme qui en fait le sujet, primipare, nerveuse et impressionnable, était arrivée au terme de sa grossesse, fort peu rassurée par les récits des personnes de son entourage. L'accouchement se fit sans autre accident qu'une hémorrhagie intra-utérine très-abondante. Lorsqu'elle fut revenue de la stupeur occasionnée par l'intensité des dernières douleurs, elle se mit à rire aux éclats, à réclamer son enfant et à prononcer des phrases incohérentes, interrompues par des rires désordonnés. L'expression de sa figure était étrange, ses yeux brillaient d'un vif éclat ; elle était bien réellement folle et quand on

(1) Ann. médico-psych., septembre 6, p. 243.

lui présenta son enfant, elle le serra avec une telle violence qu'elle l'aurait certainement étouffé, si l'on ne se fut empressé de le lui retirer. Cet état dura vingt-cinq minutes et fut suivi d'un grand abattement. Il ne restait plus aucune trace de délire.

Supposons, dit en terminant M. Gaucher, que cette jeune mère, moins surveillée, ait, pendant ce moment de folie, étouffé son enfant ; qu'en serait-il résulté ? Des regrets pour la famille, mais personne n'aurait songé à l'accuser d'un crime, et l'idée d'un homicide par imprudence et de ses conséquences légales, ne serait assurément venue à personne.

Cependant, changeons les conditions sociales de cette femme et examinons le cas probable de cette nouvelle situation. Il est évident que si la joie excessive, occasionnée par la cessation des douleurs et la fin d'un accouchement, peut dégénérer en folie momentanée, les tortures morales et physiques endurées par une pauvre jeune fille qui accouche clandestinement, n'ayant personne auprès d'elle pour l'assister dans le travail, peuvent amener le même résultat. La mère, dans ce cas, est bien obligée de conserver son enfant dans ses bras ou auprès d'elle. Et si, par malheur, le petit être vient à être étouffé dans des mouvements dont la femme n'a pas conscience, la rumeur publique, puis la justice s'emparant du fait : elle a tué son enfant ; elle est jugée, acquittée sous le chef d'homicide volontaire, mais condamnée sous celui d'homicide par imprudence ; elle aura contre elle le terrible axiome : *Is fecit cui prodest.*

A qui appartient-il de défendre la femme irresponsable dans ces cas si dignes de compassion où, abandonnée de son amant, repoussée par sa famille, parfois aux prises avec la misère, la santé altérée par les chagrins et les privations, elle fuit les regards pour se dérober à la honte, et seule, sans secours, éprouve les terribles douleurs de l'enfantement? Au médecin spécialiste; lui seul est le juge compétent, lui seul peut défendre avec autorité de pareilles causes (1).

Nous terminerons ces quelques considérations par un court resumé symptomatologique d'où les conclusions peuvent dépendre, nous laissant guider par l'étude remarquable du Dr Krafft Ebing sur la *Responsabilité criminelle.*

Cet aliéniste admet une *mélancolie transitoire* dans laquelle le *raptus* s'empare tout à coup de la nouvelle accouchée (et les grandes pertes de sang y contribuent puissamment), anéantit sa conscience, paralyse toute espèce de liberté morale, puis disparaît sans laisser même le souvenir de son apparition : première forme de folie transitoire. Le suicide ou l'infanticide s'observent dans ces cas

La *manie transitoire* (mania subita, acutissima, brevis, ephemera, furor transitorius) est un véritable accès de délire maniaque, éclatant brusquement chez une femme jusque-là saine d'esprit, atteignant d'emblée son paroxysme, se traduisant par des actes de violence, s'accompagnant de la suppression totale du *sens intime*, et disparaissant après une durée qui varie de vingt minutes à quelques heures, sans laisser à la malade le souvenir de ce qui s'est passé pendant l'accès. Elle peut se montrer sous l'influence de l'état puerpéral ainsi que des grandes névroses.

Il n'est pas rare d'observer de violentes congestions encéphaliques précédant quelquefois l'accès et accompagnant ordinairement sa période d'acmé, de sorte

(1) Devergie. Où finit la raison, où commence la folie? Mémoires de l'Académie de médecine, t. XXIII, 1859.

que dans le plus grand nombre des cas il semblerait qu'il s'agit d'un délire symptomatique, d'une hyperémie subite mais transitoire des centres nerveux. On s'explique ces phénomènes chez les femmes en couches, pendant la dernière période de la parturition et immédiatement après; en effet, l'excessive tension du système musculaire tout entier ne manque pas de produire des troubles de circulation et de respiration, ainsi qu'une irritation vasculaire générale, toutes conditions très-favorables aux manifestations congestives de l'encéphale.

Si un acte criminel a été commis pendant le délire, le médecin sera la plupart du temps appelé à juger *a posteriori*, en raison même de l'instantanéité de l'accès, alors que la malade est redevenue calme et entièrement lucide, et que de son état actuel on ne peut conclure à son état au moment de l'acte. On devra, en l'absence de tout renseignement (personne ne pouvant donner son témoignage), s'éclairer par les antécédents, la prédisposition héréditaire, l'idiosyncrasie du sujet, puis se livrer à l'étude de l'acte lui-même, des circonstances qui l'ont accompagné, de la marche de l'*amnésie*.

Cette dernière qui existe toujours est des plus importantes, nous ne saurions trop y insister, aussi est-il essentiel de la bien déterminer en qualité et en quantité. Elle donnera l'explication du calme et de la tranquillité si caractéristiques de l'accusée.

Enfin, on ne devra pas négliger de prendre des informations sur la manière d'être antérieure, et on devra surtout s'enquérir avec un soin scrupuleux des prodromes (d'ailleurs assez rares), qui auraient pu être observés.

Sans doute, malgré les plus minutieuses investigations, malgré l'étude la plus approfondie de ce sujet épineux entre tous; en dépit même de la sagacité et des connaissances spéciales de l'expert, il lui sera bien difficile de formuler une exacte appréciation des faits, et d'évaluer avec précision la somme de liberté morale dévolue à l'inculpée.

Les conséquences du jugement scientifique sont d'une gravité exceptionnelle, et pourtant il faut en quelque sorte s'en imposer l'oubli : impartial et préoccupé seulement de la recherche du vrai, le médecin doit se mettre en garde contre les entraînements d'un tempérament généreux ; il sortirait de son rôle et courrait risque de discréditer son art. Qu'il abandonne aux avocats tous ces arguments plus ou moins spécieux qui procèdent du sentimentalisme et non de la raison, et que l'hypothèse ne vienne pas à l'appui de la démonstration.

Certes, on ne fait pas le diagnostic d'une affection mentale comme celui d'une pneumonie ; et quand cette affection n'a duré que quelques minutes, quelques heures, quand l'acte criminel est seul demeuré en témoignage du délire, il faut une observation patiente et attentive, il faut une sérieuse érudition pour tirer d'un événement imprévu, subit et passager, des inductions pathologiques rigoureusement vraies...

Au milieu donc des incertitudes qui égarent la conviction, deux choses, selon nous, devront être l'objet d'un examen tout spécial, nous avons nommé la *prédisposition héréditaire*, dont la constatation est d'une excessive importance, et l'*amnésie*, symptôme toujours signalé dans la folie transitoire.

Il n'est malheureusement pas en notre pouvoir d'indiquer le *criterium* de cette vésanie instantanée ; existe-t-il même ?... Quoi qu'il en soit nous jugions intéressant de poser la question, nous bornant à faire l'aveu de notre complète impuissance à la résoudre : les documents nous manquent ; souhaitons qu'ils viennent se grouper autour de ce point obscur de la nosologie mentale, et fassent enfin la lumière.

Nos conclusions s'acquitteront du soin de légitimer notre vif désir d'attirer l'attention sur une forme particulière de la folie puerpérale presque délaissée par les auteurs spéciaux :

1° Nous croyons à la *folie transitoire*, en dehors des cas d'*épilepsie larvée*.

2° Il nous semble rationnel de considérer l'*état puerpéral* comme une des situations physiologiques les plus propres à son éclosion.

3° Etant admise et démontrée la réelle existence de la *folie transitoire*, nous nions dans l'espèce la responsabilité criminelle.

Paris. A. Parent, imprimeur de la Faculté de Médecine, rue M.-le-Prince, 31.

www.ingramcontent.com/pod-product-compliance
Lightning Source LLC
LaVergne TN
LVHW021519140926
848035LV00047B/1117
9782014107357